lebe.jetzt
LIEBE BEZIEHUNG SEX

Arne Hoffmann

# Erotische Massage

## Die besten Tricks, Griffe und Techniken

Erotik-Ratgeber

lebe.jetzt
LIEBE BEZIEHUNG SEX

LEBE.JETZT HARDCOVER
BAND 508
1. AUFLAGE: NOVEMBER 2018

VOLLSTÄNDIGE BUCHAUSGABE
ORIGINALAUSGABE

LEBE.JETZT IST EINE MARKE VON

LEKTORAT:
MARIE GERLICH

UMSCHLAGGESTALTUNG: WWW.HEUBACH-MEDIA.DE
GESETZT IN DER TRAJAN PRO,
ADOBE GARAMOND PRO & CORPORATE S

PRINTED IN GERMANY
ISBN 978-3-86277-882-9
WWW.BLUE-PANTHER-BOOKS.DE

## *Inhalt*

## *Liebe Leserin, lieber Leser,*

eine erotische Massage kann eine außerordentlich sinnliche Erfahrung und ein Moment ganz besonderer Intimität mit deinem Partner sein. Aber nicht jeder traut sich diese Praktik zu, weil ihm die nötigen Kenntnisse dafür fehlen. Vielleicht hast du schon erste Erfahrungen in diesem Bereich, vielleicht hast du aber auch noch viele Fragen: Wodurch stellst du die passende Atmosphäre her? Wie führst du eine solche Massage am besten durch? Was ist zur Vorbereitung nötig? Mit welchen Griffen und Techniken erzeugst du besonders lustvolle Gefühle? Welche Stellen des menschlichen Körpers reagieren auf Berührungen besonders sensibel? Wie sorgst du dafür, dass du nicht so schnell an Kraft und Ausdauer verlierst, sondern auch als Masseur bis zum Ende Vergnügen bei dieser Praktik hast? Und wie leitest du zum Schluss am besten zum Sex über? All diese Fragen werden in diesem Ratgeber beantwortet. Du erhältst hier eine Fülle von Tipps, wie du mit deinen Händen sowie hier und da ein wenig Zubehör deinem Partner ein unbeschreiblich beglückendes Erlebnis verschaffen und ihn von Kopf bis Fuß verwöhnen kannst.

Über meine eigenen Erfahrungen hinaus habe ich für die Recherche zu diesem Buch zahlreiche Massageratgeber aus dem In- und Ausland herangezogen. In manchen davon wird die erotische Massage nach der Art eines Kochrezepts präsentiert: Es gibt nur einen Weg, den man von Anfang bis Ende durchführen sollte. Mein Zugang zu diesem Thema ist das nicht. Dafür sind meiner Ansicht nach die Menschen und ihre Reaktionen auf erotische Berührungen viel zu verschieden. Deshalb möchte ich, dass du dieses Buch eher wie eine Speisekarte betrachtest: Es stellt dir eine Fülle von Vorschlägen zur Verfügung und du kannst mit deinem Partner gemeinsam aussuchen, worauf ihr am meisten Appetit habt.

Mit ein bisschen Ausprobieren dürftet ihr auf diese Weise zutiefst beglückende Stunden erleben. Ich wünsche euch, dass ihr mit der erotischen Massage eine Praktik gefunden habt, die euer Sexleben für lange Zeit bereichern wird.

***In diesem Sinne:***
***Viel Spaß beim Lesen,***
***viel Spaß beim Ausprobieren!***

### *Was ist so toll an einer erotischen Massage?*

Ursprünglich hatte mich der Verlag, bei dem dieser Ratgeber erschienen ist, für Themen im Zusammenhang mit Dominanz und Unterwerfung (BDSM) angeworben. Sobald sich mir die Chance bot, auch über Praktiken jenseits dieses Spektrums zu schreiben, stürzte ich mich sofort auf das Thema »erotische Massage«. Das ist für mich seit vielen Jahren ein sinnliches Vergnügen, das man gar nicht hoch genug einschätzen kann.

Das mag zum Teil daran liegen, dass man diese Praktik problemlos auch in SM-Spiele integrieren kann. Dann lässt sich der dominante Partner auf diese Weise eben von seinem unterwürfigen Lover verwöhnen, und dieser hat alles zu tun, was von ihm verlangt wird, ohne an seine eigene Befriedigung denken zu dürfen. Aber das ist natürlich eine ganz spezielle Variante. In den allermeisten Fällen hat erotische Massage nichts mit Machtspielen zu tun, sondern ist ein wunderbares Geschenk, das ein Partner dem anderen gibt.

Aber was ist so wundervoll an dieser Praktik, dass sie beileibe nicht nur für mich zu den bevorzugten Formen von Zärtlichkeit gehört?

Dafür gibt es ziemlich viele Gründe. Zunächst einmal sehnen wir Menschen uns nach Berührungen. Sie führen dazu, dass unser Gehirn Botenstoffe wie Dopamin oder Oxytocin ausschüttet, die Glücksgefühle verursachen. Der erhöhte Oxytocin-Spiegel lässt bei uns Vertrauen zu anderen Menschen entstehen und verringert Ängste, Stress und Spannungen. Zahllose Experimente belegen, welch großen Einfluss Berührungen auf uns ausüben: Benutzer einer Bibliothek bewerteten diese Einrichtung und ihr Personal weit positiver, wenn sie berührt wurden, als sie sich in die Kartei eintrugen. Bedienungen von Restaurants erhielten nach einer beiläufigen Berührung höhere Trinkgelder von zufriedeneren Gästen. Menschen, die von Fremden berührt werden, sind eher zu einem kleinen Gefallen bereit. Und ein Versuch der Neuropsychologin Annett Schirmer zeigte: Das Gehirn von Frauen, die in einem Versuch Fotos betrachten sollten, reagierte darauf viel stärker, wenn diese Frauen zuvor berührt worden waren. Annett Schirmer zufolge wird eine berührte Person gegenüber dem Berührenden einfühlsamer und ist eher bereit, ihm zu Gefallen zu sein.

Was aber ist eine ausgiebige Massage des gesamten Körpers – oder auch nur eines Teils davon – anderes als eine Flut von Berührungen und damit auch eine Flut von Glücksgefühlen? Der massierte Partner gerät so in einen Zustand seliger Wonne, während der Masseur darauf hoffen darf, dass ihm sein Lover danach umso bereitwilliger das Herz öffnet und sich weitergehenden sexuellen Aktivitäten hingibt.

Dabei ist eine Massage keine Einbahnstraße, bei der nur der Massierte in himmlischen Gefühlen schwelgen darf. Für den Masseur gibt es ja genauso viel Körperkontakt, außerdem hat er die komplette Kontrolle über das Geschehen. Insofern ist es kein Wunder, wenn auch er bei dieser Praktik in immer stärkere Erregung gerät. Dass beide Partner diese Erregung erst einmal eine Zeit lang »aushalten« müssen, statt dass sie sich sofort in Sex entlädt, ist für viele besonders reizvoll: Der Genuss dieser Geilheit kann deutlich länger genossen werden und sie baut sich immer weiter auf – zu einem Level, dessen Höhe sonst nicht erreicht worden wäre.

Darüber hinaus stellt eine Massage eine fantastische Möglichkeit dar, den Körper seines Lovers noch besser kennenzulernen als zuvor und noch mehr herauszufinden, wie dieser Körper auf welche Berührung reagiert. Was lässt ihn zufrieden schnurren und was führt dazu, dass er unwillig seine Muskeln anspannt? Du kannst ein echter Experte darin werden, über diese Reaktionen Bescheid zu wissen, und damit zum einfühlsamsten und kundigsten Liebhaber werden, den dein Partner jemals hatte. Dein Partner wiederum zeigt sein Vertrauen in dich und deine Fähigkeit, ihm Lust zu bereiten, indem er sich dir bereitwillig zur Verfügung stellt.

Eine Massage ist nicht in fünf Minuten erledigt und das ist gut, denn es bedeutet, dass man sich wirklich Zeit füreinander nimmt. Diese Zeit stellt zugleich eine Unterbrechung des oft hektischen Alltags dar, in dem – vom sich ständig meldenden Smartphone angefangen – etliche Dinge immer wieder neu unsere Aufmerksamkeit auf sich ziehen, sodass sich mancher fühlt wie Treibgut, das von den tobenden Wellen des Ozeans hin und her geschleudert wird. Eine Massage hingegen bietet eine Insel der Ruhe – einen Schutzraum, wo man wieder zu sich selbst findet. So geil und großartig ein Quickie von wenigen Minuten auch sein kann: Diesen besonders exquisiten Luxus bietet er einem nicht. Stattdessen macht er Sex zu einer weiteren Sache, die noch irgendwie im dichten Terminkalender untergebracht werden muss.

Massage hingegen bietet ein Ausklinken aus dem

Hamsterrad des Alltags und absolute Entspannung. Jetzt wird das sogenannte parasympathische Nervensystem stimuliert und das bedeutet, dass hier eine andere, tiefer gehende sexuelle Erregung entstehen kann als bei stressbedingter Erregung. Massage ermöglicht so eine Form der Hingabe, die sich stark von jenem Zustand unterscheidet, in dem der ganze Körper noch angespannt ist und man gedanklich halb bei der Aufgabe hängt, die man gerade erledigt hat, und halb bei den Aufgaben, die noch vor einem liegen.

Eine Massage ist ein Geschenk, das man seinem Partner macht – eine Zuwendung, die keine Gegenleistung fordert. Du widmest deinem Partner deine Zeit, deine Kenntnisse, deine Mühe und Aufmerksamkeit und zeigst ihm damit, wie wichtig er dir ist. Die einzige »Belohnung«, die du dafür erhältst, liegt in der lustvollen Reaktion deines Partners. Aber ist es nicht für viele von uns die schönste Belohnung, den Partner zum Stöhnen zu bringen? Gibt es etwas, das uns selbst ebenso geil und glücklich machen kann wie zu merken, wie sehr wir unseren Partner zu erregen verstehen? Und was für eine Liebkosung des eigenen Egos das ist! Wenn du dich in einer festen Beziehung befindest, fühlst du dich dadurch besonders anerkannt und gewürdigt – und wenn nicht, gewinnst du durch solche Reaktionen die Selbstsicherheit, jeden Menschen für dich gewinnen zu können. Wenn du es schaffst, einen Menschen durch den Zauber deiner Hände in Ekstase zu versetzen, dann darfst du davon ausgehen, dass dir das bei etlichen anderen Menschen genauso gut gelingen wird. Menschen, die sich auf die Kunst der Massage verstehen, haben also allen Grund, bei der Partnersuche besonders selbstbewusst aufzutreten.

Gleichzeitig gilt: Sobald du wirklich weißt, auf welche Berührungen dein Partner so richtig abfährt, kannst du diese Kenntnisse auch im Alltag einsetzen. Du könntest ihm beispielsweise, wenn ihr mit Freunden zusammensitzt, eine nach außen hin harmlose Nacken- oder Schultermassage zukommen lassen. Unweigerlich werden bei ihm dabei Erinnerungen an eure hocherotischen Stunden zu zweit aufsteigen und vielleicht kann er es gar nicht mehr abwarten, mit dir nach Hause zu kommen.

Erotische Massage bietet auch all jenen Menschen Vorteile, für die normaler Geschlechtsverkehr wenig erfüllend ist – beispielsweise Männer, die zu schnell kommen, Männer, die Erektionsstörungen haben, Frauen, deren Scheide nicht feucht genug wird, und Männer wie Frauen, die Schwierigkeiten haben, beim Geschlechtsverkehr den Orgasmus zu erreichen. Für all diese Menschen ist es sinnvoll, entweder als Ersatz oder aber unterstützend andere erotische Praktiken anzuwenden. Eine Massage bietet sich hier als erstes Mittel der Wahl an. Weil man auf diese Weise erlebt, dass man mit seinem Partner auch ohne Geschlechtsverkehr großen erotischen Genuss erleben kann, nimmt sie viel von dem Druck, im Bett »funktionieren« und »Leistung bringen« zu müssen. Das kann bei manchem den Knoten im Kopf am Ende so sehr lösen, dass auch andere sexuelle Praktiken wieder möglich werden.

Schließlich kann eine Massage eine wunderbare Alternative sein, wenn man aus anderen Gründen als den eben genannten auf Geschlechtsverkehr verzichten möchte. Etwa wenn die Partnerin ihre Tage hat, unter einer Zyste, einem Scheidenpilz oder Ähnlichem leidet. Oder wenn eine Schwangerschaft definitiv ausgeschlossen oder das Risiko einer Geschlechtskrankheit gesenkt werden soll. (Aber aufpassen: Nicht für jede Übertragung einer Geschlechtskrankheit ist der direkte Austausch von Körperflüssigkeiten notwendig.) In all diesen Fällen kann man sich darüber freuen, dass eine Massage ähnliche Hochgefühle auszulösen vermag wie »richtiger Sex« – wenn man weiß, wie man sich dabei am besten anstellt. Und genau das wird dieser Ratgeber erklären.

### *Kann jeder lernen, wie man eine erotische Massage durchführt?*

Vielleicht hast du bisher davor zurückgeschreckt, deinem Partner eine erotische Massage zu gönnen. Nicht, weil er dir die Mühe nicht wert wäre, sondern weil du dir gedacht hast, dass nur solche Menschen eine Massage durchführen können, die dafür ausgebildet sind: Masseure eben. Du kennst die nötigen Griffe nicht und zweifelst daran, dass du sie dir allein durch das Lesen eines Ratgebers aneignen kannst.

Aber so zu denken führt in die Irre. Masseure von Berufs wegen führen in erster Linie medizinische Massagen durch. Dazu benötigen sie Kenntnisse, die du für eine erotische Massage allein nicht benötigst. Jede Prostituierte bietet diesen Service an – und die wenigsten von ihnen haben dafür eine extra Ausbildung hinter sich gebracht.

Nicht ohne Grund habe ich auf den vorangegangenen Seiten erklärt, wie wichtig und wie berauschend für uns Menschen bloße Berührungen sind. Schon das bloße Auflegen der Hände hat einen starken emotionalen Effekt.

Es ist also gar nicht nötig, dass du eine Fertigkeit entwickelst, die sich nahe der Perfektion bewegt. Wenn du dich hier unter Leistungsdruck setzen würdest, wäre das für eine angenehme Massage sogar schädlich, weil dein Partner das spüren würde. Eine liebevolle Einstellung und die Bereitschaft, deinen Partner zu verwöhnen und dabei zu lernen, reicht vollkommen aus.

Und ja, du wirst lernen. Zunächst einmal mit der Hilfe dieses Ratgebers, der dir die nötigen Tricks und Kniffe verrät, eine Massage besonders angenehm zu gestalten. Aber du lernst nicht nur durch diesen Ratgeber allein – sondern auch und vor allem durch die Rückmeldungen deines Partners, der dir mitteilt, was ihm besonders guttut und was nicht. Es ist wie bei anderen erotischen Intimkontakten auch: Anfangs sind sie vielleicht noch nicht so toll, weil man noch nicht weiß, wie der andere auf bestimmte Berührungen reagiert. Aber je mehr man einander auch in dieser Hinsicht kennenlernt, desto besser wird es.

Ganz ehrlich: Ich bin anfangs auch vor erotischen Massagen zurückgeschreckt. Ich wusste, dass ich zwei linke Hände habe, besaß keinerlei Kenntnisse darüber und war im Zivildienst bei der Pflege von Patienten eher unbeholfen gewesen. Insofern hatte ich Angst, etwas falsch zu machen. Dann kam ich aber in eine Situation, bei der ich gleich mehrere junge Frauen regelmäßig massieren konnte. Ihre Rückmeldungen erwiesen sich als ausgesprochen positiv. Schnell stellte ich fest, dass ich vielleicht nicht der Geschickteste war, das aber durch Einfühlsamkeit und ausdauernde Hingabe mehr als wettmachen konnte. Ich sehe keinen Grund, warum dir nicht dasselbe gelingen sollte, wenn du ernsthaft daran interessiert bist, deinen Partner auf diese Weise zu verwöhnen.

### *Was solltest du für eine Massage besorgen?*

Je nachdem, was genau du mit deinem Partner vorhast, benötigst du vielleicht nicht nur deine Hände, sondern auch das nötige Zubehör. Nimm dir einen Zettel und erstelle beim weiteren Lesen dieses Ratgebers eine kleine Liste, auf der du festhältst, was du für die Praktiken, die dir vorschweben, alles benötigst.

Sinnvoll könnte zum Beispiel die Anschaffung eines Massageöls sein – am besten, du besorgst gleich zwei. Ein gutes Öl bildet sozusagen die Grundlage des Massierens. Ein zweites, das damit vermischt wird, ist dazu da, einen angenehmen Geruch zu verbreiten. Ein späteres Kapitel erklärt genauer, was sich hier anbietet.

Darüber hinaus hängt die Antwort auf diese Frage davon ab, wie viel du investieren beziehungsweise wie aufwendig du die Massage gestalten möchtest. Der gewünschten Atmosphäre können beispielsweise Blumen und Früchte dienlich sein. Körperpuder kann die Haut deines Partners besonders seidig machen. Es gibt auch Körperpuder in verschiedenen Geschmacksrichtungen (z. B. Erdbeere, Himbeere, Vanille, Honig und Zimt), die man lustvoll ablecken kann. Und wenn die Massage nur den Auftakt für tiefer gehende Vergnügen darstellen soll, magst du dir vielleicht ein paar passende Sextoys besorgen.

### *Wie stellst du die ideale Atmosphäre her?*

Für eine Massage, die euch beiden guttut, solltet ihr einen Ort finden, an dem ihr euch beide wohl und behaglich fühlt. Dabei hilft es, auf verschiedene Dinge zu achten.

Zunächst einmal solltest du möglichst **sämtliche möglichen Störungen ausschalten**. Das bedeutet:

- Du legst den Hörer deines Festnetztelefons neben die Gabel oder sorgst auf andere Weise dafür, dass es außer Betrieb gesetzt ist.

- Weder du noch dein Partner hat sein Smartphone in der Nähe. Schon das bloße Brummen des Geräts bei einem Anruf oder einer Nachricht kann ablenken, weil es die Aufmerksamkeit auf sich zieht und entweder du oder dein Partner sich fragt, wer ihn da wohl erreichen möchte.

- Ähnlich ablenkend kann ein Videorekorder sein, der sich plötzlich einschaltet, um die neueste Folge deiner Lieblingsserie aufzuzeichnen.

- Wenn ihr Kinder habt, sollten sie bei Freunden sein oder von einer Vertrauensperson beaufsichtigt werden. Ihr solltet die Sicherheit haben, dass euer Nachwuchs nicht urplötzlich mitten in eure Zweisamkeit hineinstürzt.

- Auch Haustieren bleibt der Zugang zum Massageraum besser versperrt.

- Idealerweise führst du die Massage in einem Raum durch, wo ihr nicht von Außengeräuschen wie vorbeirumpelnden Lastwagen, aufheulenden Automotoren oder Ähnlichem gestört werdet. Sollte das nicht möglich sein (beispielsweise weil ihr beide im Stadtzentrum lebt), bietet es sich an, solche Außengeräusche durch eine eigene Geräuschkulisse entspannender Klänge wie die eines Wasserfalls oder Regenschauers zu übertönen. Auf Youtube findet man mit dem entsprechenden Suchwort problemlos entsprechende »Geräuschvideos«, die sich über Stunden hinziehen. Solche Hintergrundklänge kannst du natürlich auch verwenden, ohne dass Außengeräusche zu übertönen sind.

Mit der erwähnten **Geräuschkulisse** sind wir schon beim nächsten Punkt:

- Ebenfalls auf Youtube findest du mit etwas Suchen stundenlange Instrumentalmusik, die eine entspannende Wellness-Stimmung unterstützen kann.

- Eine gute Alternative zu Youtube ist in diesem Fall der Online-Musikservice Spotify. Wenn du dort »Massage« ins Suchfeld eingibst, stößt du auf Alben und Playlists, die genau für den von dir gewünschten Zweck erstellt worden sind. Du kannst auf Spotify aber auch nach anderen entspannenden Lauten suchen, die deinem Geschmack entsprechen, beispielsweise Naturgeräuschen oder keltischen Harfenklängen. Hör dir zum Beispiel einmal verschiedene Alben aus Dan Gibsons Reihe »Solitudes« an. Wenn du eines gefunden hast, das deiner Stimmung beziehungsweise der Stimmung deines Partners entspricht, entschwebt ihr schnell in romantische Traumwelten.

- Falls sich in dem Zimmer, das sich für eure Massage anbietet, kein Computer befindet, kannst du stattdessen einen (tragbaren) CD-Player verwenden und das Album eurer Wahl per Auto-Replay abspielen, sodass es endlos läuft, statt nach einer bestimmten Zeitspanne neu gestartet werden zu müssen.

- In jedem Fall solltest du dir wirklich überlegen, auf neutrale Hintergrundmusik zurückgreifen statt beispielsweise auf ein Album mit Love-Songs, die ihr am liebsten hört. Letzteres würde wieder die Aufmerksamkeit auf sich ziehen. Dein Partner singt im Kopf vielleicht den Refrain mit, die Lieder erwecken in ihm prägende Erinnerungen oder intensive Gefühle. Das wäre kontraproduktiv zu der Entspannung, die du herbeiführen möchtest. Vermutlich unterbindest du auf diese Weise auch, dass ihr euch voll aufeinander konzentriert. Aber da du deinen Partner vermutlich mehr als einmal massieren wirst, kannst du auch einmal ausprobieren, wie sich diese Erfahrung verändert, wenn er währenddessen von etwas anderem emotional stimuliert wird.

Entscheidend dafür, wie sehr dein Partner diese Massage genießen kann, ist auch eine **angenehme Temperatur** des Raumes, in dem sie stattfindet. Wenn sie zu niedrig ist und dein Partner friert, zieht sich seine Haut zusammen und vielleicht spannen sich auch seine Muskeln unwillkürlich ein wenig an. In dieser Situation kann er nicht gut entspannen.

Um treffend einzuschätzen, wie dein Partner, der vermutlich nackt oder zumindest halb nackt sein wird, die Temperatur empfindet, hilft es, wenn du selbst nur wenig Bekleidung trägst, also etwa Shorts und ein leichtes Top. Probiere aus, ob du mit so wenig Kleidung mehrere Minuten lang still liegen kannst, ohne zu frösteln. Damit kannst du dich besser in deinen Partner einfühlen, als wenn du die Temperatur nur wahrnimmst, während du ihn massierst. Denn wenn du dich ständig bewegst, frierst du natürlich nicht so leicht.

Denke auch daran, dass die Zugluft in Bodennähe meistens stärker ist und den Körper deines Partners dort eher auskühlt. Du solltest dich also entweder dagegen entscheiden, in Bodennähe zu massieren, oder aber Zugluft verhindern beziehungsweise ausgleichen, indem du die Heizung noch etwas höher drehst.

Zuletzt magst du dir vielleicht überlegen, ob du den Ort, wo du deinen Partner massierst, auch **optisch in ein idyllisches Refugium verwandeln** möchtest, um eine angenehme Stimmung zu verstärken. Wenn du dich dafür entscheidest, könntest du das beispielsweise folgendermaßen tun:

- Zunächst einmal sorgst du für Ordnung und Sauberkeit. Du entfernst also leere Getränkeflaschen und aufgeschlagene Zeitschriften und saugst einmal ordentlich durch. Der Raum sollte so einladend wie möglich wirken.

- An die Stelle einer grellen Beleuchtung lässt du sanftes, mattes Licht treten, um eine heimeligere Atmosphäre herzustellen. Das kannst du zum Beispiel durch schwächere Glühbirnen tun oder durch Lampen, die mit einem Dimmer ausgestattet sind. Mit etwas Geschick kannst du auch deine bestehende Beleuchtung entsprechend nachrüsten. Frag dazu einfach mal im Elektrohandel nach.

- Du kannst aber auch komplett auf elektrisches Licht verzichten und stattdessen ein halbes oder sogar zwei Dutzend Kerzen im Raum verteilen. Achte darauf, dass diese Kerzen selbst keine mögliche Ablenkung darstellen, sodass du dich ganz deinem Partner widmen kannst, ohne Angst haben zu müssen, dass ein Vorhang Feuer fängt oder Wachs auf deine Möbel tropft. Kerzenleuchter oder stabile Untersetzer sind hier eine Hilfe.

- Vielleicht findest du auch farbige Glühbirnen reizvoll, um die von dir gewünschte Stimmung zu begünstigen. Solche Birnen erhältst du ebenfalls im Elektrofachhandel. Ersatzweise kannst du ein dünnes, lichtdurchlässiges Halstuch über einen Lampenschirm werfen. Probiere einfach mal aus, ob du damit den Effekt erreichst, der dir vorschwebt.

- Um zu unterstreichen, dass bei eurer Massage Zeit keine große Rolle spielt, kannst du auch sämtliche Uhren aus eurem Sichtfeld entfernen. Zeitdruck solltet ihr ohnehin nicht haben: Es ist keine gute Idee, direkt nach eine entspannende Massage einen Termin zu legen, den einer von euch unbedingt einhalten muss. Ihr solltet die Möglichkeit haben, euch komplett in eure Gefühle fallen zu lassen, zu genießen und auch nach dem Ende der Massage in diesem wonniglichen Zustand zu bleiben.

- Zuletzt kannst du appetitliche Früchte auslegen oder eine Vase mit schönen Blumen aufstellen.

Wenn du dich um alle oder viele dieser Dinge gekümmert hast, vermittelst du deinem Partner von Anfang an, wie wichtig dir ist, dass er sich unter deinen Händen wohlfühlt. Ihr gelangt dann beide von Anfang an in eine harmonische, liebevolle Stimmung.

### *Worauf solltest du bei der Unterlage achten, auf der du deinen Partner massierst?*

Womöglich kommt dir bei der Überlegung, wo du deinen Partner massierst, als Erstes dein oder sein Bett in den Sinn. Dieser Gedanke erscheint zumindest naheliegend. Es kann allerdings sein, dass sich dieses Bett als weniger geeignet erweist, als du denkst.

Das beginnt mit der Festigkeit der Matratze. Wenn sie zu weich und nachgiebig ist, saugt sie einen Großteil der Energie auf, die du in deine Massage legst. Auch wenn du einiges an Kraft investierst, um den Körper deines Partners durchzukneten, wird vieles davon von der Matratze verschluckt. Eine feste Unterlage ist sinnvoller. Natürlich sollte sie immer noch so behaglich sein, dass sich dein Partner darauf entspannen kann.

Wichtig ist auch, dass du um deinen Partner herumgehen und seinen Körper von allen Seiten erreichen kannst. Ein Bett, das an der Wand steht, scheidet deshalb ebenso aus wie eine Couch, da dieses Möbelstück in der Regel über eine Rückenlehne verfügt.

Folgende weitere Kriterien sollte die von euch gewählte Unterlage erfüllen:

- Sie sollte lang genug sein, sodass dein Partner sich darauf problemlos ausstrecken kann.

- Sie sollte unbedingt stabil genug sein, sowohl dein Gewicht als auch das Gewicht deines Partners zu tragen. Die Einstellung »wird schon gut gehen«, kann damit enden, dass das Möbelstück unter euch zusammenbricht, wenn ihr gerade so richtig ineinander vertieft seid.

- Sie sollte weder zu hoch noch zu niedrig sein. Ist sie zu niedrig, musst du dich beim Massieren ständig vorbeugen, was anstrengend ist und dazu führen kann, dass du dich verkrampfst. Dein Partner spürt das, und eventuell brichst du die Massage früh ab, weil sie dir keinen Spaß mehr macht. Wählt ihr eine zu hohe Unterlage, kannst du wiederum nicht den Druck aufbauen, der zum Massieren nötig ist. Am sinnvollsten ist also ein goldener Mittelweg, am besten in Hüfthöhe oder etwas niedriger.

- Alle Kissen und Decken sollten frisch und sauber sein. Das trägt mit Sicherheit zum Wohlbefinden deines Partners bei.

- Wenn du beim Massieren Öl verwendest, empfiehlt es sich, die Unterlage zu schützen, indem du mehrere große Handtücher darauf ausbreitest. Falls etwas verschüttet wird, versaust du damit keine teuren Seidenlaken (oder womit auch immer diese Unterlage sonst bezogen ist).

- Es dürfte deinen Partner freuen, wenn du ihm ein weiteres schützendes Laken oder eine wärmende Decke zurechtlegst. Damit kann er, wenn er möchte, die Teile seines Körpers bedecken, die du gerade nicht massierst. Hierbei solltest du die Entscheidung ihm überlassen. Die Möglichkeit, sich zuzudecken, kann verhindern, dass der Körper auskühlt, Intimzonen deines Partners verhüllen (wenn ihm das aus irgendwelchen

Gründen wichtig ist) oder einfach nur zur Behaglichkeit deines Partners beitragen.

- Günstig ist auch eine Kopfstütze für deinen Partner, zum Beispiel ein Kissen oder zusammengerollte Handtücher. Eine solche Stütze ist besonders sinnvoll, wenn sie es deinem Partner ermöglicht, seinen Kopf gerade zu halten, statt ihn nach links oder rechts drehen zu müssen, was zu Verspannungen führen kann. Wenn dein Partner auf dem Rücken liegt, bietet sich eine Stütze unter seinen Unterschenkeln und Knien an.

- Auch für dich selbst kann ein Kissen hilfreich sein – nämlich dann, wenn du beim Massieren neben deinem Partner kniest. Längeres Knien ist für viele sehr unangenehm. Ein Kissen, das du dir unter die Knie legst, verschafft hier Abhilfe. Darüber hinaus hilft es, wenn du deine Stellung immer wieder mal veränderst und so einseitige Belastungen vermeidest.

- Am idealsten wäre unter Umständen die Anschaffung einer regelrechten Massagebank, die ja oft über eine Kopfstütze oder ein Gesichtskissen verfügt. Viele solcher Liegen findet man online zu einem Preis zwischen 70 und 150 Euro (auch unter Suchbegriffen wie »Massageliege« und »Massagetisch«). Ob du eine solche Summe investieren möchtest, bleibt natürlich dir überlassen. Vermutlich entscheidest du dich erst dafür, wenn du wirklich leidenschaftlich und regelmäßig massierst, und nicht, wenn du nur einmal ausprobieren möchtest, ob das etwas für dich ist.

### *Wie bereitest du dich auf die Massage vor?*

Nicht nur der Ort, wo eure Massage stattfindet, sollte so gut wie möglich vorbereitet sein. Dasselbe gilt vielleicht sogar noch mehr für dich selbst. Auf folgende Dinge kannst du achten, wenn du in der idealen Verfassung sein möchtest:

- Du solltest weder hungrig noch vollgefressen noch angetrunken sein oder während der Massage plötzlich dringend auf die Toilette müssen. Dasselbe gilt für deinen Partner.

- Unabhängig vom Vorschlag, nur leicht bekleidet zu sein, solltest du sämtliche Kleidungsstücke ablegen, die dich einengen oder deine Bewegungen behindern. Wenn es deinem Partner recht ist, kannst du dich auch komplett ausziehen. Auch Ringe oder andere Schmuckstücke legst du am besten ab, damit sie nicht stören.

- Vor allem, wenn du eine Frau bist, könntest du dir überlegen, ein seidenes Hemd zu tragen, mit dem du automatisch über die Haut deines Partners streifst, wenn du seinen Körper durchknetest. Diese federleichten Berührungen dürften zwar nicht unbedingt zu seiner Entspannung beitragen, ihn dafür aber sinnlich aufreizen und in die womöglich von dir gewünschte Stimmung bringen. Du solltest dir vorher überlegen, was du erreichen möchtest: tiefe Entspannung (dann wähle kein lockeres Hemd, sondern an deinem Körper anliegende Kleidung) oder die Anregung deines Partners.

- Wenn du ein Mann bist, empfiehlt es sich womöglich, deinen Schnurrbart zu stutzen.

Du massierst zwar nicht mit deinem Mund, aber vielleicht bekommst du während der Massage Appetit, den nackten Körper unter dir nicht nur mit deinen Händen zu bearbeiten, sondern auch an den unterschiedlichsten Stellen zu küssen. Ein stoppeliger Schnurrbart könnte das Wohlbefinden deiner Partnerin in diesem Fall beeinträchtigen.

- Du solltest auch darauf achten, dass du ausreichend warme Hände hast. Schließlich möchtest du deiner Liebsten nicht schon mit deiner ersten Berührung einen Schock versetzen. Tauche deine Hände also beispielsweise für einen Moment in warmes Wasser. Vielleicht möchtest du bei dieser Gelegenheit auch den einen oder anderen scharfkantigen Fingernagel zurechtschneiden. Eine Unregelmäßigkeit, die du kaum wahrnimmst, kann deinen Partner, wenn er von dir massiert wird, durchaus irritieren.

- Darüber hinaus solltest du so viel Spannung wie möglich aus deinen Händen entladen. Je weicher und lockerer deine Finger sind, desto angenehmer wird die Massage für euch beide. Es gibt die unterschiedlichsten Möglichkeiten, seine Finger beweglicher zu machen und Gefühl in sie zu bringen: vom Spiel mit Qi-Gong-Kugeln, die man in der Fläche einer Hand umeinander kreisen lässt, bis hin zur Selbstmassage.

- Nicht zuletzt solltest du darauf achten, zu Beginn deiner Massage keine negativen Gefühle wie Wut oder Ärger in dir aufgestaut zu haben. Andernfalls ist die Gefahr groß, dass sich dieser Unmut auf deinen Partner überträgt, während du ihn bearbeitest. Um das zu verhindern, ist es am besten, sich auch vor der Massage – trotz aller notwendigen Vorbereitungen – noch etwas zusätzliche Zeit zu nehmen, um den Alltagsstress hinter sich zu lassen. Das kann zum Beispiel durch einen kleinen Spaziergang geschehen oder dadurch, dass du Musik hörst, von der du weißt, dass sie dich verlässlich in eine ausgeglichene Stimmung bringt. Manche Menschen schreiben sich ihren Frust auch mit einem Tagebuch von der Seele, um ihn damit symbolisch abzuhaken und sich dann schöneren Dingen zuwenden zu können. Wieder andere setzen sich einen Moment neben ihren Partner und lassen mit immer tieferen Atemzügen liebevolle Gefühle ihm gegenüber aufsteigen, die sich dann in ihrem eigenen Körper ausbreiten. Dabei lockern sie bewusst ihre Schultern und alles andere, was sich angespannt anfühlt. Ihr könnt einander auch ein paar Minuten lang bei einer guten Tasse Tee schweigend gegenübersitzen und einander anlächeln. Falls ihr miteinander zu plaudern beginnt, dann über keine anstrengenden Themen, sondern nur über angenehme Dinge. Und schließlich ist es möglich, dass ihr die Massage im Anschluss an ein entspannendes (gemeinsames?) Bad stattfinden lasst. Wenn es dir überhaupt nicht gelingt, deinen Stress oder Missmut abzuschütteln, wäre zu überlegen, die Massage noch einmal zu verschieben.

### *Wie führst du die Massage am besten durch?*

Du hast den Ort, wo die Massage stattfindet, zu einer kleinen Wellness-Oase gestaltet, alles bereitgelegt, was du brauchst, und bist selbst auch in genau der Verfassung, die für eine solche Massage dienlich ist. Jetzt geht es zur Sache. Was hast du nun zu tun?

Bevor du Hand an deinen Partner legst, bietet es sich an sicherzustellen, dass auch alles, was ihn betrifft, in bester Ordnung ist:

- Frage ihn, ob er noch einmal schnell auf die Toilette gehen möchte, bevor ihr beginnt. Es wäre unschön, wenn ihr die Massage unterbrechen müsstet, weil er plötzlich einen entsprechenden Drang verspürt. All die Stimmung, die du mühsam aufgebaut hast, wäre dann erst mal hinüber. Genauso wäre seine Entspannung ruiniert, wenn er versucht, es einzuhalten.

- Frage ihn dann, ob alles angenehm ist oder du noch etwas tun kannst, damit er sich wohler fühlt. Solltest du die Temperatur verändern? Benötigt er noch irgendwo ein Kissen oder ein zusammengerolltes Handtuch als Unterlage? Ermuntere ihn, sich auch während der Massage mit entsprechenden Wünschen zu melden.

- Frage ihn, ob es Stellen gibt, die du bei der Massage auslassen oder bei denen du besonders vorsichtig sein solltest. Hier geht es vor allem um wunde Punkte seines Körpers, die zum Beispiel durch eine Zerrung oder eine Verletzung beeinträchtigt sind. Unabhängig von den Informationen deines Partners kannst du bei der Massage aber auch selbst darauf achten, deine Finger zum Beispiel von Blasen und Ausschlägen fernzuhalten, um keine Infektionen zu verschlimmern.

- Je nach Situation und Art eurer Beziehung solltet ihr vorab schon geklärt haben, worauf die Massage hinauslaufen soll. Wenn du sie zum Beispiel als Vorspiel betrachtest, dein Partner sich aber einfach nur entspannen möchte, können diese unterschiedlichen Einstellungen zu Frustrationen und Konflikten führen und den positiven Effekt der Massage durch ein unglückliches Ende ruinieren. Von Anfang an zu klären, woran ihr miteinander seid, beugt so einer Entwicklung vor. Wenn einer von euch beiden keinen Sex möchte, sollte ihm allerdings die Möglichkeit offen stehen, sich später umzuentscheiden. Denn es kann sehr gut vorkommen, dass er durch die intensive emotionale Wirkung einer Massage doch noch in die entsprechende Stimmung gebracht wird.

Nachdem ihr diese Punkte geklärt habt, kannst du damit beginnen, den Körper deines Partners so auszurichten, dass er völlig gerade liegt. Schon eine solche Haltung kann zu seiner Entspannung beitragen. Ein Kissen unter den Fußknöcheln deines Partners (wenn er auf dem Bauch liegt) trägt dazu bei, dass sich seine Wirbelsäule gerade ausrichtet.

Dann legst du deine Hände auf deinen Partner und stimmst dich auf seinen Atem ein. Ist er bereits tief und entspannt oder geht er schneller, was auf innere Unruhe, aber auch leichte Erregung hinweisen kann? Lass deinen eigenen Atem bewusst ruhiger und tiefer werden. Dein Partner dürfte sich nach einiger Zeit automatisch anpassen, um im Einklang mit dir zu sein.

Grundsätzlich solltest du über die gesamte Massage hinweg entspannt und locker bleiben. Andernfalls bist schnell du derjenige, der eine gute Massage benötigt. Achte also darauf: Sobald du dich verkrampfst oder dich bei deinen Bewegungen wirklich anstrengen musst, läuft etwas falsch. Halte in diesem Fall kurz inne und bring dich wieder in einen Zustand der Ruhe.

Dann beginnst du mit der Massage – am besten ganz sanft, statt sofort in die Vollen zu gehen. Als Erstes solltest du den Körper deines Partners mit deinen Griffen aufwärmen. Deine Berührungen sollten sich für ihn federleicht anfühlen. So vertieft sich seine Entspannung, statt dass er unwillkürlich Muskeln anspannt, um sich dagegen zu wappnen, ordentlich durchgeknetet zu werden. Im Laufe der Massage kannst du allmählich zulegen, was die von dir aufgewendete Kraft und Energie angeht. Dabei brauchst du dich aber gar nicht zu sehr ins Zeug zu legen. Leichtere und fließendere Bewegungen wirken eher sexuell stimulierend, während kräftiges Druckkneten mehr in Richtung einer medizinischen Massage oder Sportmassage geht.

Hier kommt es darauf an, was du vorhast. Wenn du deinem Lover eine liebevolle Möglichkeit zur Entspannung zukommen lassen möchtest, nach der er gern einschlafen kann, dann solltest du darauf verzichten, ihn durch deine Berührungen in Wallung zu bringen. Falls die Massage aber einen Teil des Vorspiels darstellt, dann solltest du besser dafür sorgen, dass er dir nicht unter den Händen wegschlummert. Vielleicht experimentierst du auch mit Bewegungen in Zeitlupe oder versuchst, so sanft zu sein, als würde dein Partner schlafen und du wolltest ihn nicht aufwecken.

Es ist sinnvoll, dass du dich zuerst den Schultern und dem Nacken deines Partners widmest. Das dient zum einen dem von dir beabsichtigten möglichst sanften Einstieg: Schultern und Nacken sind von den Intimzonen deines Partners weit entfernt und Berührungen der Schulter werden sogar im Alltag problemlos toleriert. Zum anderen handelt es sich hier oft um eine der verspanntesten Stellen. Wenn es dir gelingt, diese Spannungen zu lockern, hast du deinem Partner schon mal ein positives Erlebnis verschafft und er lässt sich noch mehr auf deine Berührungen ein. Und falls er dir rückmeldet, wie gut es ihm tut, dass du dich um diese Verspannungen kümmerst, hast auch du dein erstes Erfolgserlebnis. Damit seid ihr beide bereit, euch noch mehr dieser Massage hinzugeben.

Wenn du dir unsicher bist, wie fest du an dieser Stelle zupacken sollst, kannst du es vorher an dir selbst ausprobieren und herausfinden, welcher Druck sich an welcher Stelle besonders gut anfühlt. Diese Erkenntnis brauchst du dann nur noch auf deinen

Partner zu übertragen.

Aber womöglich ist dein Partner empfindlicher – oder robuster – als du? Menschen sind extrem unterschiedlich. Eine mir bekannte professionelle Masseurin erzählte mir in diesem Zusammenhang einmal: »Manche reagieren schon auf die kleinste Berührung sehr stark, bei anderen steige ich kräftig ein und dann fragen sie mich, wann ich endlich anfange.«

Um sicherzugehen, dass du deinen Partner weder zu lasch noch zu hart anpackst, kannst du ihn einfach bitten, auf einer Skala zwischen 1 und 10 anzugeben, welchen Druck du gerade ausübst. Danach bittest du ihn, dir auf derselben Skala mitzuteilen, welchen Druck er an dieser Stelle gern hätte. Damit hast du eine verlässliche Orientierung, statt raten zu müssen, ob dein Partner gerade lustvoll aufstöhnt oder weil ihm eine feste Berührung an diesem Punkt unangenehm ist.

Wenn ihr mögt, könnt ihr mit derselben Methode arbeiten, was die erotischen Gefühle angeht, die du mit deinen Berührungen bei deinem Partner auslöst: »Wie scharf macht es dich, wenn ich das hier tue …?« Auf diese Weise erhältst du einen exzellenten Überblick darüber, wo du deine

Finger am sinnvollsten einsetzt, um deinen Lover in Fahrt zu bringen. Bedauernswert ist lediglich, dass das keine Orientierung ist, auf die du dich auch in Zukunft jederzeit verlassen könntest. Die Reaktionen der erogenen Zonen eines Menschen sind von einer sexuellen Begegnung zur anderen oft unterschiedlich.

Vergiss nicht, dass dein Partner sich völlig im Klaren darüber ist, dass du kein erfahrener Masseur bist. Du brauchst dich also nicht selbst unter Leistungsdruck zu setzen: Professionalität wird von dir weit weniger erwartet als Experimentierfreude und die Sensibilität, die Signale deines Partners wahrzunehmen und entsprechend zu reagieren.

Es kann auch sein, dass dein Partner eine Entscheidung revidiert, die er zu Beginn der Massage gemacht hat. Vielleicht möchte er jetzt doch einen Teil seines Körpers mit einem Laken bedecken oder bittet dich, die Heizung höher zu stellen. Das kann einfach daran liegen, dass er doch zu frösteln beginnt, nachdem er eine Zeit lang nackt dagelegen hat. Erfülle ihm diesen Wunsch und setze dann deine Massage fort.

Sollte sich herausstellen, dass dein Partner an bestimmten Stellen besonders kitzlig ist, vermeidest du Berührungen dort besser, um die Entspannung deines Partners nicht zu gefährden. Alternativ dazu kannst du auch etwas fester zupacken – Kitzelgefühle werden häufig durch besonders leichte Berührungen hervorgerufen.

Einige weitere Tipps, die für eine gelungene Massage hilfreich sein können:

- Lass dir Zeit beim Massieren. Es gibt keinen Grund, auf die Tube zu drücken – im Gegenteil.

- Wenn du an bestimmten Punkten besonders starken Druck ausüben möchtest, empfiehlt sich der Einsatz deiner Daumen oder deiner Fingerknöchel.

- Links und rechts der Wirbelsäule kannst du massieren, soviel du willst, aber auf die Wirbelsäule selbst solltest du keinen Druck ausüben.

- Lass deine Hände dicht beieinander. Wenn du mit der Linken die Schulter deines Lovers massierst und mit der Rechten seine Gesäßbacken kraulst, springt seine Aufmerksamkeit zwischen beiden Reizpunkten hin und her und er kann nicht zur Ruhe kommen.

- Beharrlich wiederkehrende Griffe mit gleichbleibendem Druck führen zu einem angenehmen, leicht tranceartigen Entspannungszustand. Hektisch von einer Körperstelle zur anderen zu springen sorgt hingegen für Unruhe. Das solltest du nur tun, wenn du deinen Partner sexuell aufreizen möchtest. Dein Versuch, in kurzer Zeit so viele originelle Bewegungen wie möglich unterzubringen, wäre für die Entspannung deines Partners aber in jedem Fall kontraproduktiv. Allzu viel Einfallsreichtum ist beim Massieren nicht erforderlich. Auch hier brauchst du dich in keiner Weise unter Druck zu setzen.

- Wenn du magst, kannst du die kleine Übung vom Einstieg in die Massage fortsetzen: Höre und spüre bewusst den Atem deines Partners und versuche, deinen eigenen Atem darauf einzustimmen. Im selben Rhythmus zu atmen, während man einander berührt, führt zu einer besonderen Verbundenheit – zu dem Gefühl, miteinander eins zu werden.

- Du solltest den Körperkontakt zu deinem Partner beim Massieren möglichst nie unterbrechen. Lass zum Beispiel auch, wenn du um deinen Partner herumgehst, eine Hand auf seinem Rücken liegen, um den Kontakt und das Gefühl von Geborgenheit aufrechtzuerhalten, das für eine wirklich tiefe Entspannung wichtig ist. Wenn du für eine Handlung beide Hände frei haben musst, versuche die Verbindung zu deinem Lover mit einem anderen Körperteil (Arm, Knie oder Fuß) beizubehalten.

- Wenn dein Partner unter der Massage wegschlummert, spricht nichts dagegen, ihn weiterzumassieren. Er bekommt es vielleicht nicht mehr bewusst mit, aber du hilfst ihm körperlich und seelisch trotzdem dabei, angesammelte Anspannungen loszuwerden.

- Sollte dein Partner noch wach sein, kannst du ihn irgendwann bitten, sich auf den Rücken zu drehen und die Massage an der Vorderseite seines Körpers fortsetzen. Jetzt habt ihr Blickkontakt miteinander, was diese Prozedur emotional noch intensiver werden lässt. Wenn du deinem Partner nun ein Kissen unter die Knie schiebst, dürfte diese Position bequemer für ihn sein.

### *Welche Griffe kannst du bei der Massage einsetzen?*

Wenn du den Körper deines Partners bearbeitest, stehen dir dafür vor allem die folgenden Berührungen zur Verfügung:

- Fließen: Dabei machst du mit flachen Händen lange Bewegungen über große Körperflächen. Dies bietet sich besonders zum Einstieg an.

- Durchkneten: Behandle den Körper deines Lovers so, als wäre er eine Teigmasse, und knete ihn durch. Dieses Vorgehen empfiehlt sich für fleischigere Bereiche wie Bauch, Taille, Waden und Po.

- Kreisen: Hierbei legst du deine Hände auf eine Stelle am Körper deines Partners und machst dann kreisende Bewegungen: große Kreise für große Flächen und kleine Kreise für Stellen mit besonderen Verspannungen, etwa die Wangenmuskulatur oder die Stelle zwischen den Schultern. Diese kleinen Kreise machst du nicht mit der ganzen Hand, sondern mit deinen Knöcheln oder Daumen. Bei dieser Prozedur kannst du deine Hände auch langsam über den Körper deines Lovers wandern lassen.

- Reiben: Lege beide Hände übereinander und fahre mit einigem Druck schnell über den Körper deines Partners. Damit erzeugst du Wärme, die tiefer in den Körper deines Lovers eindringt als bei anderen Berührungen. Diese Technik empfiehlt sich für weniger sensible Körperzonen.

- Trommeln: Hierbei werden deine Hände und Arme zu Trommelstöcken und der Rücken deines Partners das Fell der Trommel. Gut geeignet ist hierfür die hohle Hand, du kannst aber beispielsweise auch deine Handkanten benutzen. Diese Technik wirkt stimulierend und belebend und sollte entsprechend eingesetzt werden. Versuche, ein Maß an Heftigkeit zu finden, das nicht zu stark, aber auch nicht zu leicht ist. Trommeln auf der Wirbelsäule solltest du vermeiden.

- Einen Klaps geben: Ähnlich stimulierend wirkt es, wenn du deinem Partner mit der flachen Hand einen Schlag gibst. Hierfür bietet sich vor allem der Hintern deines Partners an. Mit dieser Technik tauchst du den großen Zeh in den SM-Bereich: Du »bestrafst« deinen Partner dafür, dass er so faul oder wollüstig daliegt und sich von dir verwöhnen lässt, und zeigst ihm spielerisch, wer hier das Sagen hat.

- Bürsten: Du stellst deine Hände senkrecht und gleitest mit den Handkanten über den Rücken deines Lovers.

- Spinnengang: Du lässt deine Finger wie eine Spinne oder ein Insekt über den Rücken deines Partners marschieren.

- Vibrieren: Du hältst in dieser Stellung inne und bringst deine Hand zu einem starken Zittern, das sich auf den Rücken deines Partners überträgt.

- Graben: Du gräbst dich mit deinen Knöcheln etwas tiefer in die Muskulatur deines Partners ein.

- Streichen: Wenn du mit den Fingerkuppen so sanft über die Haut deines Partners streichst, dass sie dabei kaum berührt wird, kannst du damit ein wohliges Schaudern hervorrufen.

Mit all diesen Griffen hast du ein breites Repertoire zur Verfügung. Aber denke daran, dass es keinen Preis dafür zu gewinnen gibt, wenn du bei einer Massage möglichst viele von ihnen nacheinander einsetzt.

### *Was kannst du außer deinen Händen zum Massieren verwenden?*

Auch wenn du zu keinem Wettbewerb für eine möglichst originelle Massage antrittst, möchtest du diese Prozedur womöglich ein wenig aufpeppen. Das gilt vor allem, wenn du deinen Partner öfter massierst und dabei gern auch neue Dinge ausprobierst. Einfallsreichtum beim Liebesspiel wird ja durchaus gern gesehen.

Beispielsweise könntest du verschiedene Früchte einsetzen, um bei deinem Lover ungewöhnliche, aber reizvolle Sinnesempfindungen hervorzurufen. Wie fühlt sich das Innere einer Kiwi an, wenn es über die Haut gleitet, wie eine Banane, wie eine Erdbeere, die du zuvor in Honig getaucht hast? Falls du bei solchen Experimenten Spuren hinterlässt, fühle dich frei, sie aufzulecken. Wichtig ist nur, dass du daran denkst, das Obst rechtzeitig aus dem Kühlschrank zu nehmen, falls du es dort lagerst. Andernfalls spürt dein Liebster lediglich Kälte und sonst wenig. Abschließend kannst du mit jedem Fruchtstück die Lippen deines Lovers massieren – bis er es dir gierig aus den Fingern schnappt und vernascht.

Intensive Empfindungen können auch sanfte Berührungen mit den Blüten von Rosen oder anderen Blumen auslösen.

Auch große, weiche Vogelfedern rufen eindrucksvolle Empfindungen hervor. Wenn du gerade keine Federn greifbar hast, kannst du ausprobieren, wie dein Partner auf verspielte Berührungen mit einem Pinsel reagiert. Oder du versuchst, durch die Verwendung unterschiedlicher Textilien (Nylon, Seide, Satin, Wolle, Pelz etc.) verschiedene Hautempfindungen herbeizuführen. Wenn dein Partner ein Mann ist, kannst du auch ein Perlenhalsband sanft um den Schaft seines Penis führen und damit seine Lust anheizen.

Ein weiteres Instrument, das bei der klassischen Massage nicht auftaucht, bei einer sinnlichen Massage aber höchst angenehm sein kann, ist dein Kopfhaar, wenn es lang genug ist. »Langhaarige können den auf besondere Weise verlockenden Haarschwung versuchen«, verrät die Sex-Expertin Anne Hooper in ihrem Buch *Erotic Massage*. »Dabei liegt normalerweise der Mann ausgestreckt da, und seine langhaarige Partnerin bedeckt seinen nackten Körper mit ihrem Haar, zieht es über seine Haut, fegt ihm damit über den Leib und schleudert es vor und zurück.«

Ebenso gut kannst du bei einer erotischen Massage natürlich auch deine Lippen und deine Zunge einsetzen, um deinen Partner an Stellen zu küssen oder zu lecken, wo du das noch nie zuvor getan hast.

Vielleicht hast du auch Lust, sanft über die Rundungen deines Partners zu blasen. Halte deine Lippen dabei dicht über der Haut, weil sich dein Atem dann wärmer anfühlt.

Besonders reizvoll werden solche Spiele mit unterschiedlichen Instrumenten, wenn du deinem Partner vorher die Augen verbunden hast. Er weiß nicht, was auf ihn zukommt oder was genau du gerade mit ihm anstellst, sondern kann nur raten. Eine Überraschung wechselt die andere ab. Weil er sich nur noch auf seinen Tastsinn verlassen kann, wird dieser umso stärker. Es ist offenkundig, dass es sich hierbei um keine entspannende, sondern eine hochgradig aufreizende Massagemethode handelt.

### *Was solltest du über den Einsatz von Massageölen wissen?*

Das wesentlichste Zubehör, das du beim Massieren einsetzen kannst, habe ich bis jetzt ausgelassen: das Massageöl. Dessen Verwendung ist vielen deshalb so wichtig, weil es die Reibung zwischen den Händen des Masseurs und der Haut seines Partners verringert. Die Prozedur wird dadurch noch angenehmer.

Gegenüber einer Pflegelotion, die du natürlich auch verwenden kannst, haben Massageöle den deutlichen Vorteil, dass sie nicht so schnell in die Haut einziehen. Du musst also nicht ständig nachschütten, um die Gleitfähigkeit zu erhalten, sondern kannst dich längere Zeit ununterbrochen dem Massieren widmen.

Aromatische Massageöle findest du beispielsweise in Drogerien, Apotheken, Reformhäusern, Geschäften für Kosmetika und so manchem New-Age- oder Esoterikladen. Probiere einfach mal aus, welches Öl dir vom Geruch her am ehesten zusagt. Ein Fläschchen mit 5 Millilitern erhält man für wenige Euro im Handel. Je hochwertiger und reiner die Essenzen sind, desto höher steigt auch der Preis des Öls.

Allerdings sind die aromatischen Öle viel zu intensiv, als dass du sie pur für eine Massage verwenden solltest. Sie müssen vorher verdünnt werden. Nimm also jeweils nur einige Tropfen davon und vermische sie mit einer Trägersubstanz, also beispielsweise einem anderen, weit weniger intensiven Massageöl.

Darüber hinaus helfen dir die folgenden Ratschläge beim Umgang mit solchen Ölen:

- Vergewissere dich zunächst, dass weder du noch dein Partner gegen das Öl allergisch ist, das du verwenden möchtest. Um das zu testen, reicht es aus, ein paar Tropfen des Öls auf deinen Unterarm (bzw. den deines Partners) aufzutragen und danach nicht wieder abzuwaschen. Zeigen sich auch am nächsten Tag noch keinerlei Zeichen für eine Allergie, kannst du das Öl guten Gewissens verwenden. (Manche Massageratgeber empfehlen auch nur eine Wartezeit von einer halben Stunde, aber je länger du wartest, desto sicherer kannst du dir sein.)

- Auch Öle, gegen die keiner von euch beiden allergisch ist, sollten bei keinem von euch auf die Schleimhäute geraten.

- Öle sollten in dunklen, dichten Fläschchen kühl gelagert werden – jedoch nicht im Kühlschrank. Das wäre ohnehin unsinnig, denn wie du dir denken kannst, sollte Massageöl bei der Anwendung nicht eiskalt sein. Andernfalls zieht sich bei deinem Partner alles zusammen und mit seiner entspannten Stimmung ist es vorbei. Damit das Öl eine angenehme Temperatur erhält, kannst du die Flasche einige Zeit in den Händen halten, sie in warmes Wasser legen oder neben die Heizung stellen. Sie auf die Heizung oder gar in die Mikrowelle zu legen, wäre allerdings zu viel des Guten. Verbrühen willst du deinen Lover ja auch nicht.

- Gieße das Öl nicht direkt auf den Körper deines Partners. Auch das kann ihn erschrecken.

- Sei zurückhaltend, was die Dosierung angeht. Wenn du Öle miteinander vermischst, schnuppere lieber nach jedem zusätzlichen

Tropfen, ob der Duft nicht ins Unangenehme umschlägt.

- Nimm nicht zu viel und nicht zu wenig Öl. Fürs Erste reicht es vollkommen, wenn dein Handteller gerade so bedeckt ist. Du kannst ja jederzeit nachschütten, wenn du noch mehr Öl benötigst.

- Für die Massage von besonders dicht mit Haar bewachsenen Körpern benötigst du mehr Öl als für haarlose.

- Das Massieren des weiblichen Schoßes mit Öl kann bedenklich sein, weil das verwendete Öl nicht in Kontakt mit Schleimhäuten geraten sollte. Es spricht jedoch nichts dagegen, den Penis und die Hoden liebevoll einzuölen und mit sanften Liebkosungen zu verwöhnen. Allerdings solltet ihr danach keinen Sex haben, bei dem ihr euch auf ein Kondom zur Verhütung oder zum Safer Sex verlasst. Öle zerstören den Latex. Geschickter wäre es in diesem Fall, vom Öl auf wasserbasierte Gleitmittel umzusteigen. Leider tendieren diese eher zum Austrocknen, sodass man ständig nachschmieren muss.

- Eine besonders ausgefallene Methode besteht darin, dass du deinen eigenen Körper mit Öl einreibst und deinem Partner danach eine Body-Body-Massage zukommen lässt. Die wesentliche Voraussetzung hierfür ist ein wirklich großes Handtuch als Unterlage. Jan van Amstel beschreibt diese Praktik anschaulich in seinem *Sex-Knigge für Frauen*: »Ziehen Sie sich und ihn aus und bitten Sie ihn, sich auf den Bauch zu legen. Ölen sie dann Ihren Busen, Ihren Bauch und Ihre Oberschenkel mit Mandelöl ein. Gehen Sie ruhig großzügig mit dem Öl um, es soll auch noch für seine Haut reichen. Anschließend legen Sie sich flach auf Ihren Lover und versuchen, seinen Rücken und Po mit Ihrem Körper einzuölen. Das funktioniert natürlich nur, wenn Sie mit Ihrem Busen und Bauch an seinem Rücken auf und ab gleiten und kreisende Bewegungen machen. Sie können darauf wetten, dass er diese ‚Haut-an-Haut-Massagetechnik' äußerst sexy finden wird. Und sicher wird er sich sehr freuen, wenn Sie ihn bitten, sich umzudrehen, damit Sie ihm auch noch Brust, Bauch, Lenden und Oberschenkel einölen können. Setzen Sie auch dabei wieder ausschließlich Ihren Körper ein – das Öl mit den Händen einzumassieren gilt nicht! Es könnte allerdings sein, dass diese Art von Vorspiel schnell ein Ende hat, weil er es einfach nicht mehr aushält ...«

### *Welche Öle sind am besten für eine Massage geeignet?*

Vermutlich wirst du dich für ein Öl entscheiden, dessen Duft dir besonders zusagt. Bei der Fülle des Angebotes dürfte eine kleine Orientierungshilfe allerdings hilfreich sein, denn den verschiedenen Ölen sagt man unterschiedliche Auswirkungen auf Körper und Seele nach. Ich habe hier einmal eine alphabetisch geordnete Liste der wichtigsten Öle erstellt:

- Der blumige, rosenähnliche Duft von **Geranienöl** hilft gegen Kraftlosigkeit und Zaghaftigkeit. Er soll auch Depressionen und das prämenstruelle Syndrom abmildern.

- Der scharfe Zitronengeruch von **Grapefruit** bringt viele Menschen derart auf Touren, dass sie bereit sind, nach einer Massage damit Bäume auszureißen.

- Der süße, »weibliche« Duft von **Jasminöl** ist sinnlich, wirkt euphorisierend und soll die menschliche Kreativität anregen. Aber aufpassen: Jasmin kann empfindliche Haut reizen.

- Der zugleich süße und würzige Duft von **Lavendelöl** wirkt ausgleichend und sorgt für eine erholsame Nacht. Die alten Römer badeten in Lavendel, um den offenbar damals schon recht stressigen Alltag hinter sich zu lassen und zu innerem Frieden zu finden. Lavendelöl empfiehlt sich insofern, wenn du mit deinem Partner außer sanftem Kuscheln nicht mehr viel vorhast.

- **Muskatellersalbei** wird zu den Aphrodisiaka gerechnet. Es soll euphorisierend wirken, aber zugleich nervliche Anspannung mildern. Insofern könnte es manchem Mann helfen, der zu früh kommt.

- Der frische, krautige Duft von **Myrtenöl** soll die Gedanken klären und für eine heitere Stimmung sorgen.

- Der erfrischend-spritzige Duft von **Orangenöl** stärkt Selbstvertrauen und Kreativität. Das Öl gilt ebenfalls als wirkungsvolles Aphrodisiakum. Falls du Orangenöl für eine Massage verwendest, sollte sich dein Partner danach allerdings nicht in die Sonne legen.

- Den Duft von **Patschuli** verbinden viele automatisch mit der Hippie-Ära der wilden Siebziger, einem Zeitalter der sexuellen Revolution und der freien Liebe. Insofern erkennt man schon seine Wirkung: Er macht den Kopf frei, um sich von den Fesseln und Zwängen von Konventionen zu lösen. Denk aber daran, dass die meisten Hippies eher für sanfte Zuwendung als für superheiße Erotik schwärmten: Patschuli bietet sich eher für gemütliches Knuddeln an als für ausgefallene Abenteuer.

- Dem pfeffrig-würzigen Duft von **Piment** wird nachgesagt, Leidenschaft zu schüren und für

Ausdauer zu sorgen. Es wird gern für Herrenparfüms verwendet.

- **Pinienöl** soll besonders bei erotischen Fußmassagen sehr wirkungsvoll sein. Danach fühlt man sich oft so schwungvoll, als könnte man schweben.

- Der Duft von **Rosenöl** soll für romantische Stimmung sorgen. Für wilden und leidenschaftlichen Sex ist auch dieses Öl eher ungeeignet, für den Austausch sanfter Zärtlichkeiten sehr.

- Über den krautigen, leicht stechenden Duft von **Rosmarinöl** sagt man, er mache selbst die größten Morgenmuffel munter.

- **Sandelholz**, also Öl aus dem Holz des ostindischen Sandelbaums, gilt nicht nur ebenfalls als Aphrodisiakum, es wird sogar als »Königin der Öle« bezeichnet. So wird es im Kamasutra erwähnt und Kleopatra soll es verwendet haben, um Mark Anton zu verführen. Aber auch Frauen spricht es an, da sein Duft an das männliche Sexualhormon Androstenon erinnert.

- **Vetiver** wird aus den Wurzeln des indonesischen Süßgrases hergestellt. Es wirkt außerordentlich entspannend und erleichtert dadurch eine völlige Hingabe.

- **Weißdorn** wird nachgesagt, seinen Benutzer lockerer zu machen, sodass er leichter sagen kann, was ihm auf dem Herzen liegt.

- Das sehr intensiv blumig duftende Öl **Ylang-Ylang** gilt als besonders wirkungsvolles Aphrodisiakum, das ebenso romantische wie erotische Gefühle hervorruft. In Indonesien werden Ylang-Ylang-Blüten über das Hochzeitsbett gestreut, um sexuelles Begehren anzufachen und sexuelle Gesundheit zu stärken. Verwende wegen des intensiven Dufts aber besser nur wenige Tropfen.

- **Zedernholz** wird ebenfalls als Aphrodisiakum betrachtet. Die alten Ägypter erzeugten damit heiligen Weihrauch und Kosmetika. Im Fall einer Schwangerschaft wird von seiner Verwendung allerdings abgeraten.

Du kannst einfach mal mit verschiedenen Ölen experimentieren, aber es hilft, sich langfristig für das eine oder andere zu entscheiden. Am raffiniertesten ist es, wenn du eines auswählst, das ihr schon einmal in einer Nacht verwendet habt, die dann besonders zärtlich oder leidenschaftlich verlaufen ist. Nicht nur, weil das Öl damit seine Wirkung unter Beweis gestellt hat. Sondern auch, weil du es dann als unbewussten Auslöser verwenden kannst. Dein Partner wird, sobald er den Duft wahrnimmt, auf der emotionalen Ebene wieder an die damalige Nacht erinnert und die Gefühle von damals können wieder geweckt werden.

### *Worüber könnt ihr während der Massage sprechen?*

Wenn du deinen Partner massierst, müsst ihr dabei keineswegs die ganze Zeit über in tiefes Schweigen versinken. Ihr könnt euch dabei genauso unterhalten, wie wenn ihr anderen sexuellen Vergnügungen nachgeht. Schließlich sind die Griffe und Techniken, denen du deine Konzentration hauptsächlich widmest, nicht so schwierig, dass sie deine volle Konzentration erforderten. Und wenn du doch mal einen Moment überlegen musst, wie du am besten weitermachst, kannst du deine nächste Antwort ja problemlos so lange verzögern.

Ich würde allerdings zumindest bei den ersten Massagen davon abraten, dass ihr euch über Alltagsthemen unterhaltet. Das raubt der Massage etwas von dem besonderen Zauber, der damit verbunden sein kann, wenn du deine ganze Aufmerksamkeit darauf richtest, deinen Partner zu verwöhnen. Genauso gut könntet ihr beim Massieren den Fernseher mit den neuesten News aus der Promi-Szene laufen lassen.

Andererseits gibt es bei erotischen Aktionen kein Buch mit festgelegten Regeln und niemanden außer euch, der entscheidet, was richtiges und falsches Verhalten ist. Wenn es euch Spaß macht, beim Massieren über Gott und die Welt zu quatschen, kann euch niemand davon abhalten. Die meisten Menschen finden es allerdings erfüllender, wenn sie sich ganz der besonderen Körpererfahrung und den intensiven Gefühlen hingeben können, die eine solche Massage bei ihnen auslöst. Es erscheint ihnen als Verschwendung, dieses Erlebnis dadurch zu trüben, dass sie sich gedanklich nebenher noch mit ganz anderen Dingen beschäftigen, wodurch die sinnlichen Gefühle immer weiter in den Hintergrund der Wahrnehmung rücken.

Worüber kannst du während einer Massage also am sinnvollsten mit deinem Partner sprechen, wenn nicht über Erlebnisse aus eurem Alltag?

- Am naheliegendsten ist es, wenn du deinen Partner fragst, wie er sich fühlt, ob alles in Ordnung ist, was ihm besonders guttut und womit du am besten weitermachen sollst. Gibt es Stellen an seinem Körper, die sich gerade jetzt danach sehnen, dass du dich ihnen mit deinen kundigen Berührungen widmest?

- Unterstützend zur körperlichen Massage kannst du deinen Partner auch »seelisch massieren«, indem du ihm ins Ohr flüsterst, wie fantastisch er aussieht und sich anfühlt, wie sehr es dich in Stimmung bringt, ihn zu massieren, und was du mit ihm anstellen möchtest, sobald diese Massage vorüber ist. Er ist dir und seiner wachsenden Erregung praktisch ausgeliefert, wenn du gleichzeitig seinen Körper bearbeitest und sein Kopfkino in Gang setzt.

- Wenn du möchtest, dass dein Partner seine Position verändert – zum Beispiel weil du dir jetzt einen anderen Teil seines Körpers vornehmen möchtest – dann gib ihm besser keine plumpen Anweisungen à la »Jetzt mach mal dies und das!« Eleganter ist es, wenn du seine im entspannten Zustand größere Aufnahmebereitschaft dazu benutzt, ihm bestimmte Bewegungen nahezulegen: »Ich kann deine Seiten noch besser massieren, wenn du deine Arme unter den Kopf legst«, könntest du zum Beispiel sagen oder »Du kannst vermutlich tiefer atmen, wenn du deinen Kopf zur Seite drehst.«

- Stimmungstötend wären Kommentare wie »Na, hier sind wir aber ganz schön verspannt.« Sie werden manchmal unterschwellig als Kritik aufgefasst, als würdest du auf einen versteckten Makel hinweisen. Aber selbst wenn nicht, setzen sie zumindest eine Kette unangenehmer Erinnerungen an die möglichen Ursachen dieser Verspannungen in Gang. Versuche, so weit wie möglich alles zu vermeiden, was negative Gefühle aufsteigen lassen könnte.

Anstatt die ganze Zeit über zu plappern, kannst du aber auch versuchen, eine ganz besondere Herausforderung zu meistern: anhand der wortlosen Signale deines Partners zu erkennen, wie er sich gerade fühlt, und dich daran bei der Fortsetzung deiner Massage orientieren. Seufzt oder stöhnt er wohlig unter deinen Händen – ein unausgesprochenes Signal, genauso weiterzumachen? Oder hält er unwillkürlich den Atem an, spannen sich seine Muskeln an oder bewegt er sich auf unerwartete Weise? Dann halte inne, ändere dein Vorgehen oder erkundige dich danach, was hier gerade nicht stimmt.

In den folgenden Kapiteln wird es darum gehen, wie du verschiedene Körperteile deines Partners am geschicktesten massierst. Den Rücken – vermutlich das Körperteil, das am häufigsten massiert wird – lass ich dabei aus. Alles, was du für eine Rückenmassage wissen musst, hast du schon auf den vorhergehenden Seiten erfahren.

### *Wie massierst du die Füße deines Partners?*

Die Füße sind ein ganz besonderer Körperteil, was Massagen angeht: Nicht nur, weil mehr Menschen Fußfetischisten sind, als man glauben sollte, und eine Fußmassage auch am wirkungsvollsten in erotische Rollenspiele eingebaut werden kann. Sondern auch, weil man einer Massage der Füße nachsagt, eine starke Auswirkung auf das gesamte Wohlbefinden zu haben. Beispielsweise gibt es im Bereich der alternativen Medizin die sogenannte Fußreflexzonentherapie, die davon ausgeht, dass bestimmte Punkte der Fußsohlen mit den verschiedenen menschlichen Organen in Verbindung stehen und beispielsweise Akupressur hier positive Effekte hervorruft. Obwohl wissenschaftliche Studien einen solchen Effekt nicht nachweisen können – weshalb diese Theorie im vorliegenden Ratgeber keine Rolle spielen wird – erfreut sich diese Prozedur in der Wellness-Branche großer Beliebtheit. Eine Massage unserer Füße scheint uns besonders gutzutun.

Eine Fußmassage – oder schon ein simples Fußbad in heißem, mit Öl durchmischtem Wasser – wird als besonders angenehm empfunden, wenn du es deinem Partner zukommen lässt, nachdem er den ganzen Tag auf den Beinen war. Über den erotischen Akt hinaus ist damit die Botschaft verbunden: Ich spüre, was du jetzt brauchst, und ich will mich darum kümmern, dass du es bekommst und dass es dir gut geht.

Bei einer Fußmassage gelten zunächst einmal viele der Ratschläge, die du schon gelesen hast, beispielsweise dass deine Fingernägel gut geschnitten sein sollten. Darüber hinaus gibt es aber auch zusätzlich einiges zu beachten.

Zunächst einmal solltest du auch bei einer Fußmassage dafür sorgen, dass du dich in einer bequemen Haltung befindest. Du erinnerst dich vermutlich daran, dass andernfalls all deine Unbehaglichkeit auf deinen Partner übertragen wird. Je leichter dir diese Massage fällt, desto ausdauernder kannst du dich ihr widmen.

Auch die Haltung deines Partners während dieser Massage sollte so angenehm wie möglich sein. Das bedeutet vor allem, dass seine Knie nicht die ganze Zeit über ausgestreckt sein sollten, weil sie sonst steif werden könnten und vielleicht irgendwann beginnen, ein wenig wehzutun. Besser ist es, wenn er sie leicht gebeugt hat – vielleicht mit einem Kissen oder einer Nackenrolle als Unterlage.

Du kannst auch bei einer Fußmassage mit Öl arbeiten, solltest hier aber etwas sparsamer sein. Schließlich möchtest du weder, dass sich dein Partner bei den ersten Schritten mit glitschigen Sohlen flachlegt, noch dass danach im Teppich lustige Muster zurückbleiben.

Unter Umständen bietet es sich an, vor allem die Zehen von Massageöl zu verschonen. Sobald sie einmal eingeölt sind, hast du vermutlich wenig Lust, dich ihnen noch mit deinem Mund zu widmen, was besonders sinnlich sein kann: sie zwischen deine Lippen nehmen und sanft daran lutschen oder saugen. Mit eingeölten Füßen sollte dein Partner auch keinen engeren Kontakt zu deinen Körperöffnungen eingehen, da das leicht zu Infektionen führen kann.

Eines der größten Probleme beim Massieren von Füßen dürfte darin bestehen, dass der Partner schon bei den ersten Berührungen die Füße reflexartig wegzieht, weil er sich weniger massiert als gekitzelt fühlt. Mit seiner Entspannung und der besonderen Stimmung, die du vielleicht durch deine bisherige Massage ausdauernd erzeugt hast, ist es dann plötzlich vorbei. Das kannst du am ehesten verhindern, indem du den Druck bei einer Fußmassage besonders stark und flächig ausübst statt nur mit sanften, federleichten Berührungen.

Folgende Dinge kannst du bei einer Fußmassage tun:

- Drücke den Fuß deines Partners sanft nach oben und massiere ihn dann kräftiger an den Knochen entlang.

- Während du vier Finger auf den Rist (die Oberseite) des Fußes legst, lässt du deinen Daumen mit starkem Druck gegen die Fußsohle kreisen.

Dein Daumen wandert dann nach und nach über die gesamte Sohle. Alternativ dazu kannst du auch die Ferse des Fußes mit einer Hand festhalten und mit dem Daumen der anderen Hand seine Sohle bearbeiten.

- Massiere besonders intensiv die Fußballen.

- Lege beide Daumen an der Fußsohle nebeneinander und ziehe sie dann mit sanftem Druck voneinander weg – jeweils zur anderen Seite der Sohle.

- Bearbeite die Ferse deines Partners mit deinen Fingerknöcheln.

- Bearbeite die Oberseite des Fußes, indem du deine Daumen zwischen den Zehen ansetzt und dann Richtung Bein massierst.

- Ziehe sanft, aber kräftig für mehrere Sekunden an den Zehen.

- Schiebe deine Finger in die Zwischenräume der Zehen und lasse sie (deine Finger) dann kreisen.

- Wenn du in Stimmung gekommen bist, kannst du dich auch mit deinen Lippen und deiner Zunge den Füßen deines Partners widmen.

- Das alles ist keine geheime Kunst: Probiere mit diesen Tipps als Richtschnur einfach aus, welche Übungen dir besonders liegen, also welche du elegant und problemlos ausführen kannst. Du dürftest bald deine eigene Methode entwickeln. Hier kommt dann die Rückmeldung deines Partners ins Spiel, der dir mitteilt, was ihm besonders guttut und was ihm vielleicht noch lieber wäre. So gelangt ihr zu einer Technik, die deinem Partner himmlische Gefühle bereitet.

### *Wie massierst du die Beine deines Partners?*

Nachdem du dich ausgiebig den Füßen deines Partners gewidmet hast, kannst du, wenn du magst, mit seinen Beinen weitermachen.

Am einfachsten ist es hier, die Schenkel deines Partners so zu bearbeiten, als würdest du Teig kneten beziehungsweise ein Handtuch auswringen. Besonders wenn die Schenkel, die du bearbeitest, etwas kräftiger sind, ist das eine zuverlässige Methode.

Statt die Beine deines Partners hochzunehmen und durchzukneten, kannst du sie auch auf der Unterlage liegen lassen und mit deinen Daumen oder – noch besser – deinen Handballen, die du über die Schenkel führst, starken und zugleich sanften Druck erzeugen. Dazwischen kannst du immer wieder lange streichende Bewegungen vom Fußansatz bis zur Hüfte hinaufschieben, um diese Stellen wieder zu beruhigen. Und auch beim Bein deines Partners kannst du die Muskeln spielerisch dehnen und die Gelenke lockern. Du solltest nur darauf achten, dass du die Beine, falls du sie dazu angehoben hast, immer wieder vorsichtig und langsam zurück auf die Unterlage sinken lässt.

In welche Richtung solltest du nun massieren? Empfehlenswert ist hier der Weg Richtung Herz, weil das auch dem Weg des Blutkreislaufs entspricht. Außerdem bewegst du deine Hände, wenn du in Richtung Herz massierst, zugleich in Richtung Schoß, steuerst also auf die intimsten Zonen des Körpers deines Partners zu. Auch das kann sehr anregend sein – je nachdem, wie weit du deine Hände wandern lässt.

Achte aber darauf, von deiner eigenen Begeisterung nicht so weit mitgerissen zu werden, dass deine Massage schlampig wird bis hin zu dem Punkt, wo sie bei deinem Partner unangenehme Gefühle hervorruft. Insbesondere solltest du darauf achten, keine Muskeln und Sehnen einzuklemmen, wenn du deine Daumen aneinander vorbeiführst.

Der heikelste Punkt bei einer Beinmassage ist die Innenseite der Oberschenkel, die besonders sensibel auf Berührungen reagiert. Das kann für dich als Masseur zwei verschiedene Dinge bedeuten. Einerseits solltest du hier etwas langsamer und vorsichtiger zu Werke gehen, insbesondere wenn an irgendwelchen Stellen Venen hervortreten. Andererseits solltest du – ähnlich wie bei den Kniekehlen – nicht zu wenig Druck ausüben, weil sich dein Partner dann wieder in erster Linie gekitzelt fühlt. Mit etwas Ausprobieren findest du genau den Druck, den dein Partner als besonders angenehm empfindet.

Wenn du deine Hände an den Innenseiten der Oberschenkel deines Partners Richtung Hüfte wandern lässt, kann dies sexuell besonders anregend für ihn sein. Das gilt insbesondere, wenn er bei der Massage seiner Beine auf dem Rücken liegt und ihr einander ins Gesicht schauen könnt. Mit etwas Glück fühlt sich dein Partner immer mehr stimuliert und mit jeder Minute mehr in eine angeregte Stimmung versetzt. Früher oder später dürfte er sich danach sehnen, dass du mit deinen zärtlichen Berührungen nicht immer wieder halt machst, kurz bevor du seinen Schoß erreichst ...

### *Wie massierst du den Bauch deines Partners?*

Beim Massieren des Bauches stehen dir vor allem drei Methoden zur Verfügung:

- Du kannst deine Hand dort mit leichtem Druck kreisen lassen – immer im Uhrzeigersinn. Das wird als angenehmer empfunden, weil das auch dem Verlauf des Dickdarms entspricht.

- Du kannst deine Hände in die Bauchmitte führen und von dort aus zu den Seiten wegstreichen.

- Oder du kannst deine Finger sanft vibrieren lassen.

Bei jeder dieser Praktiken kannst du die massierte Zone ganz allmählich erweitern – entweder Richtung Schoß oder Richtung Brust.

### *Wie massierst du die Brüste deiner Partnerin?*

Der Hauptfehler, den viele Männer machen, wenn sie sich der weiblichen Brust widmen, besteht darin, zu grob zuzupacken. Bevor ihre Partnerin richtig in Stimmung ist, beginnen sie, deren Brüste so zu kneten, wie sie es auch bei anderen Körperteilen tun. Manche Frauen mögen das durchaus. Anderen ist es aber unangenehm, wenn ihre Brüste so behandelt werden. Viele Frauen haben eine verhältnismäßig niedrige Schmerzschwelle und sind entsprechend schnell abgetörnt, wenn man mit ihren Brüsten nicht zärtlich umgeht. Und selbst Frauen, die grundsätzlich schon auf festes Zupacken stehen, möchten das lieber erst erleben, wenn sie erregter sind.

Nicht zuletzt hängt die Empfindlichkeit einer weiblichen Brust oft davon ab, in welcher Periode des Monats sich die betreffende Frau gerade befindet. Es kommt vor, dass eine Frau, die normalerweise auch an heftigeren Brustspielen nichts auszusetzen hat, plötzlich ihre Brüste nicht einmal berührt haben möchte, wenn sie gerade ihre Tage hat.

Wie solltest du hier also vorgehen? Am vernünftigsten ist es, den Kontakt mit einer weiblichen Brust erst einmal ganz sanft zu beginnen. Streichle sie zunächst zärtlich mit deinen Fingern, dann mit deiner Handfläche. Erst allmählich packst du fester zu. Beschränke dich zunächst auf den äußeren Bereich der Brüste und komm erst langsam den sensibleren Warzen immer näher. Achte bei all dem auf die Signale deiner Partnerin: ihre Körpersprache, ihre Mimik, ihre Worte oder andere Töne, die aus ihrem Mund kommen. Danach kannst du die Intensität deiner Berührungen ausrichten. Vielleicht ist deine Partnerin zum Schluss so weit, dass sie sich begeistert deinen Berührungen überlässt.

Dann kannst du dich auch neben deine Partnerin legen, eine Hand unter ihren Nacken schieben und mit der anderen weiter ihre Brüste massieren. Eure Gesichter kommen einander dann ganz nahe, was auch emotionale Nähe ausdrückt. Jetzt stehen die Chancen gut, dass deine Partnerin unter deinen Berührungen dahinschmilzt.

### *Wie massierst du den Kopf deines Partners?*

Bei unserem Weg über den menschlichen Körper gelangen wir jetzt zum Kopf – aber auch wenn du einen Menschen überhaupt erst für eine Massage gewinnen willst, kann es geschickt sein, mit dem Kopf zu beginnen. Mehrere Dinge sprechen dafür: Der Kopf ist weniger sensibel als andere Regionen des Körpers und gehört nicht zu den Intimzonen. Trotzdem kann eine Kopfmassage überaus angenehm und entspannend sein. Eine solche Massage kannst du leicht auch bei einem sitzenden Menschen durchführen, die betreffende Person braucht sich dazu nicht erst hinzulegen. Das alles spricht dafür, bei Menschen, die noch schwanken, ob sie dir die Gelegenheit zu einer Ganzkörpermassage geben sollten, mit einer Kopfmassage (sozusagen als »Einstiegsdroge«) zu beginnen.

Ein weiterer Vorteil der Kopfmassage besteht darin, dass du hier am leichtesten an dir selbst ausprobieren kannst, welche Effekte welche Berührungen hervorrufen. Diese Empfindungen sind natürlich nicht identisch mit den Empfindungen, die du hättest, wenn dich ein geliebter oder begehrter Mensch berührte, aber es reicht aus, um einen ungefähren Eindruck zu erhalten.

Bei einer Kopfmassage benutzt du am besten kein Massageöl, auch wenn du dich nur den Schläfen oder nur dem Nacken widmen möchtest. Die Befürchtung, dass ein Teil des Öls in die Haare deines Partners gerät, könnte bei ihm jeden Ansatz von Entspannung ruinieren.

Folgende Dinge kannst du bei einer Kopfmassage tun:

- Du benutzt deine Fingerspitzen wie einen Kamm und fährst mit sanftem Druck durch die Haare deines Partners und an seinem Schädel herab.

- Du massierst die Kopfhaut mit kleinen Kreisen.

- Du setzt Fingerspitzen und Daumen weit gespreizt auf dem Kopf auf, woraufhin du sie immer wieder zusammenziehst und dann wieder locker lässt.

- Du lässt das Haar spielerisch durch deine Finger gleiten.

- Du legst die Finger gegen die Schläfen deines Partners und lässt sie dort mit sanftem Druck kreisen. Wenn dein Partner dies ohne Anzeichen von Unmut zulässt, kannst du deine Finger dann auch über andere Teile des Gesichts gleiten lassen – etwa die Wangen und das Kinn –, bis du die Lippen deines Partners erreichst, die du mit deinen Fingerkuppen sanft nachzeichnest. Das dürfte deinen Lover noch mehr in Stimmung bringen.

### *Wie massierst du die Hände deines Partners?*

Wenn es um Massage geht, werden die Hände eines Menschen häufig vernachlässigt. Das ist eigentlich merkwürdig, denn in der Regel sind unsere Hände der Körperteil, den wir bei der Arbeit und in unserer Freizeit am häufigsten einsetzen und in dem sich deshalb eine Menge Anspannung ansammelt. Viele Frauen, die sich eine Maniküre ihrer Finger gönnen, finden deshalb die Handmassage als Abschluss dieser Prozedur als besonders angenehm. Zuwendung, die Hände auf diese Weise erhalten, kann ebenso entspannend wie belebend wirken.

In erotischer Hinsicht hat eine Handmassage darüber hinaus den Vorteil, sich noch leichter als eine Kopfmassage in den Alltag integrieren zu lassen.

Auch hier muss kein Kleidungsstück abgelegt werden, und dass jemand anderes unsere Hand berührt, ist für uns weit gewohnter, als dass jemand unseren Kopf anfasst.

Insofern kannst du auch eine Handmassage als leichten Einstieg verwenden, um einen Menschen überhaupt erst auf den Geschmack zu bringen: Wenn die betreffende Person noch nie zuvor eine sinnliche Massage genossen hat, gewinnst du sie so vielleicht grundsätzlich für diese Technik, und wenn es sich um jemanden handelt, den du schon öfter massiert hast, weckst du bei ihm so vielleicht Appetit, sich dafür jetzt erneut zur Verfügung zu stellen.

Die folgenden Massagetechniken bieten sich bei der Hand an:

- Nimm die Hand deines Partners in deine und mache mit den Fingern deiner anderen Hand kreisende Bewegungen in der Handinnenfläche, wobei du außen beginnst und dich immer mehr Richtung Mitte bewegst.

- Bearbeite mit deinem Daumen auf ähnliche Weise die nach oben gedrehte Rückseite der Hand.

- Massiere mit sanftem, aber zugleich festem Druck jeden Finger Richtung Handgelenk. Bei den Fingergelenken kannst du wieder zu kreisförmigen Bewegungen übergehen. Du kannst die Finger deines Partners auch leicht spreizen und dann selbst kreisen lassen.

- Massiere mit deinen Daumen das Handgelenk deines Partners: erst die Außen-, dann die Innenseite. Auch hier empfehlen sich kreisende Bewegungen.

- Nimm die Hand deines Partners in deine beiden Hände, lege die Daumen auf die Außenseite und mach mit ihnen eine Bewegung nach außen, so als würdest du Brot brechen. Wiederhole das mehrere Male.

- Wenn du deine Fingerspitzen dort ganz sanft entlanggleiten lässt, wo der kleine Finger deines Partners zur Hand übergeht, hast du besonders gute Chancen, leichte Schauer hervorzurufen. Diese Stelle ist sehr sensibel.

- Verabschiede dich zuletzt von jeder Hand deines Partners, indem du sie zwischen deine Hände nimmst und mit langen Bewegungen Richtung Herz darüberstreichst.

Bei einer Handmassage gelten ansonsten dieselben Tipps und Hinweise, die du schon zur Massage im Allgemeinen erhalten hast, also etwa dass dir dein Partner auf einer Skala von 1 bis 10 mitteilen kann, wie angenehm er jede Berührung findet und ob der Druck für ihn zu sanft, zu fest oder gerade richtig ist.

### *Wie massierst du die Prostata deines Partners?*

Die Massage der Prostata ist innerhalb dieses Ratgebers ein ganz besonderes Thema. Zum ersten Mal wird es in diesem Kapitel darum gehen, wie du ein Organ im Inneren deines Partners massieren kannst. Darüber hinaus richtet sich dieses Kapitel offenkundig nur an Menschen mit einem männlichen Partner – so wie sich die Kapitel über die Massage der Brüste, Vagina und Klitoris nur an Menschen mit einer Partnerin richten.

Zunächst einmal sollte man hier kurz erklären beziehungsweise daran erinnern, was die Prostata überhaupt ist: eine Drüse von der Größe einer Esskastanie zwischen Becken und Mastdarm, die an der Bildung von Sperma beteiligt ist. Viele Nervenenden befinden sich dort dicht nebeneinander. Wenn du sie geschickt stimulierst, kannst du also sehr intensive Empfindungen von Lust hervorrufen. Manche Männer gelangen sogar zum Orgasmus, wenn nur ihre Prostata gereizt wird. Ihren Penis braucht man dabei nicht einmal zu berühren. Wenn Männer auf die übliche Weise zum Höhepunkt kommen und dabei gleichzeitig ihre Prostata massiert wird, empfinden sie ihren Orgasmus häufig zwei- bis dreimal so stark. Allerdings benötigen sie dafür einen Partner oder eine Partnerin, die keine Scheu davor hat, mit ihren Fingern in den Hintern eines Mannes einzudringen – denn nur so kann man die Prostata erreichen. Und auch viele Männer müssen sich erst einmal dazu überwinden, einen anderen Menschen in ihrem Hintern herumfummeln zu lassen.

So kannst du vorgehen, wenn dein Partner bereit dazu ist, sich von dir auf diese Weise verwöhnen zu lassen:

- Besorge dir in der Apotheke hauchdünne OP- bzw. Chirurgenhandschuhe. Streife sie dir vor der Prostatamassage über, damit keine Krankheitserreger übertragen werden.

- Achte in diesem Fall noch gründlicher als ohnehin bei jeder anderen Massage darauf, dass du dir vorher die Fingernägel geschnitten und eventuelle Kanten rundgefeilt hast. Nicht nur deine Handschuhe, auch Darmwände sind sehr dünn und können leicht angerissen werden, was schmerzhaft ist.

- Bringe deinen Partner sexuell in Stimmung. Das hilft ihm nicht nur, sich zu entspannen. Dabei vergrößert sich auch seine Prostata, sodass du sie leichter ertasten kannst.

- Jetzt sollte sich dein Partner in eine bequeme Stellung bringen, in der er locker und gelöst bleiben kann, während du leichten Zugriff auf seinen Hintern hast. Manche Männer liegen dafür am liebsten mit angezogenen Knien auf dem Rücken, andere lieber auf der Seite.

- Verwende ausreichend Gleitmittel. Die Faustregel lautet hier wie bei jeder Form von Analsex: Wenn du glaubst, nun ist es aber wirklich zu viel, ist es gerade richtig. Die vielen Nervenenden, die in diesem Bereich verlaufen, machen ihn auch höchst schmerzempfindlich.

- Massiere den Hintern und den Damm (also den Bereich zwischen Hintern und Hoden) deines Partners möglichst zärtlich und gefühlvoll. Der Übergang zum Einführen deiner Finger sollte möglichst fließend stattfinden.

- Schiebe dann eine Fingerspitze in den Hintern deines Partners. Vermutlich ziehen sich in einer spontanen Reaktion erst einmal seine Analmuskeln zusammen, um den Fremdkörper draußen zu halten. Warte ein paar Minuten ab. In der Zwischenzeit kannst du mit deiner freien Hand den Penis deines Partners stimulieren. Das kann auch eine hervorragende Ablenkung seiner Aufmerksamkeit darstellen.

- Sobald dein Partner wieder ausreichend entspannt ist, kannst du deinen Finger weiter vordringen lassen. Wieder sollten es nur ein paar Zentimeter sein und wieder machst du am besten eine kleine Pause, damit dein Partner sich an das Gefühl gewöhnen kann. Achte auf seine Mimik und andere Reaktionen, damit du einschätzen kannst, wie es ihm gerade geht. Wenn er sich sichtlich wohlfühlt, kannst du auch etwas weniger zaghaft sein.

- Es kann sein, dass dein Partner plötzlich das Gefühl hat, dringend zur Toilette zu müssen. Das ist bei Analspielen relativ normal: Da wir es nicht gewohnt sind, dass Dinge von außen in unseren Hintern eindringen, interpretiert unser Gehirn die Nervensignale so, als wäre da etwas auf dem Weg nach draußen. Dieses Gefühl verschwindet nach einigen Minuten von selbst.

- Versuche, die Prostata zu ertasten. Sie müsste sich fest und prall anfühlen.

- Jetzt kannst du beginnen, die Prostata zu massieren. Manche Männer finden es am geilsten, wenn man das mit leichten Abwärtsbewegungen macht, andere stehen darauf, dass der

Masseur seinen Finger kreisen oder vibrieren lässt. Es gibt übrigens auch spezielle Analdildos und -vibratoren, die zur Stimulierung der Prostata gedacht sind.

- Zum Schluss kann es sein, dass dein Partner einen Samenerguss hat. Dieser dürfte in der Regel aber in einem leichten Strom – statt wie sonst in zuckenden Ausstößen – stattfinden. Wenn dein Partner keinen Orgasmus hat, umso besser: Denn dann steht er dir für weitere erotische Lustbarkeiten umso bereitwilliger zur Verfügung.

### *Wie massierst du den Penis deines Partners?*

Eine Penismassage trägt eher wenig zur Entspannung bei, kann dafür aber eine wunderbare Praktik sein, die Erregung deines Partners noch weiter zu steigern. Sie steht in der Tradition der indischen Liebeskunst des Tantra, wo sie unter der Bezeichnung »Lingam-Massage« empfohlen wird.

Eine geschickte Methode, dich auf eine Massage des Penis zuzubewegen, besteht darin, dass du zunächst die Region zwischen Penis und Bauchnabel massierst. Dabei handelt es sich um eine besonders erogene Zone, sodass deine Berührungen hier die Lust deines Partners bereits deutlich anfachen dürften.

Für die Penismassage selbst stehen dir verschiedene Möglichkeiten zur Verfügung und es ist wieder deine Aufgabe herauszufinden, bei welcher davon sich dein Partner am besten fühlt.

- Du umfasst mit einer Hand die Hoden und umkreist mit den Fingern deiner anderen Hand die Eichel deines Partners.

- Du nimmst den Penis deines Partners zwischen deine Handflächen und drehst sie so, als ob du mit einem Stock Feuer machen wolltest. Dabei lässt du deine Hände auch am Penis hinauf und hinunter gleiten.

- Während du mit einer Hand die Wurzel des Penis festhältst, lässt du den Zeigefinger deiner anderen Hand wie auf einer Wendeltreppe von der Kuppe der Eichel den Penis herab und dann wieder hinauf gleiten. Nach und nach nimmst du weitere Finger dazu.

- Du fährst mit deinen Daumen und leichtem Druck vom Schaft des Penis hinauf Richtung Spitze. Das wiederholst du immer wieder. Dabei kann es bei deinem Lover besonders intensive Empfindungen auslösen, wenn du sein Vorhautbändchen stimulierst, das sehr sensibel auf Berührungen reagiert.

- Du legst Zeigefinger und Daumen so um den Penisschaft, dass sie einen Ring bilden, den du immer wieder hinauf zur Eichel ziehst. Dort löst du den Ring und wiederholst diese Prozedur.

- Du nimmst die Hoden deines Partners in eine Hand und fährst mit der anderen Handfläche den Penis hinauf – wieder und wieder.

- Du nimmst den Penis deines Lovers in beide Hände und faltest sie wie zum Gebet. Daraufhin führst du sie am Penis auf und ab, drehst sie ein wenig hin und her und veränderst den Druck.

- Wenn sich dein Partner durch deine bisherigen Berührungen bereits in einem hochgradig erregten Zustand befindet, kann eine solche Massage natürlich auch zu seinem Orgasmus führen. Es empfiehlt sich daher, diese Behandlung des Penis an das Ende einer Massagesession zu legen.

### *Wie massierst du die Vagina und die Klitoris deiner Partnerin?*

Wenn du bei der Massage deiner Partnerin vor allem auf Sex mit ihr aus bist, dann hat dich alles, womit du bisher ihren Körper verwöhnt hast, zu diesem Punkt geführt. Es war sinnvoll, dir dabei alle Zeit der Welt zu nehmen, denn je geduldiger du warst, desto stärker dürfte die Erregung und erwartungsvolle Anspannung deiner Partnerin mit jeder Minute gestiegen sein. Auch wenn du beginnst, dich ihrem Schoß zu widmen, solltest du die Zügel noch nicht schießen lassen. Stürze dich also am besten nicht gleich auf Vagina und Klitoris deiner Partnerin, sondern zögere deine Berührungen dort so lange hinaus, bis sie sich danach sehnt.

So kannst du in ihr noch weitere sexuelle Spannung aufbauen, indem du deine Finger ganz allmählich und scheinbar ziellos ihre Schenkel hinaufbewegst, während du vor allem deren Innenseite ohne jede Eile weitermassierst. Nach einer gewissen Zeit kannst du bei den Bewegungen deiner Hände die äußeren Schamlippen deiner Partnerin zumindest streifen. Achte dabei auf die Reaktionen deiner Liebsten, die allmählich immer unruhiger werden sollten. Gibt es Anzeichen dafür, dass ihr deine Berührungen an ihrer intimsten Stelle unangenehm sind? Oder signalisiert sie körpersprachlich wachsende Erregung, etwa indem sich ihre Brust unter immer tieferen Atemzügen hebt und senkt, sie dich anlächelt, die Lippen ihres Mundes unwillkürlich öffnet oder ihre Beine weiter spreizt? Das alles – und natürlich ausbleibender Widerstand – kannst du als Signal dafür interpretieren, dass deine Partnerin nichts dagegen einzuwenden hat, wenn du ihre Vagina in deine Massage mit einbeziehst.

Aber auch jetzt solltest du das Gaspedal nicht durchtreten. Lass dir weiter Zeit und liebkose zunächst die äußeren Schamlippen deiner Liebsten. Im Gegensatz zu den inneren Schamlippen sind sie nicht mit ihrer Klitoris verbunden und weniger empfindlich. Du fährst also damit fort, deine Partnerin nur nach und nach auf Touren zu bringen. Massiere diese Schamlippen beispielsweise erst leicht und dann mit immer mehr Druck oder reibe sie zwischen Daumen und Zeigefinger. Wenn du möchtest, kannst du mit deiner freien Hand andere Stellen des Körpers deiner Partnerin streicheln. Achte weiter auf ihre Reaktionen, während du an Druck und Tempo zulegst. Nimm vor allem immer wieder Augenkontakt mit deiner Partnerin auf und versuche, ihn möglichst lange beizubehalten. Womöglich bringt sie das mehr in Wallung als alles andere.

Wenn bei deiner Liebsten weiterhin alle Zeichen auf Grün stehen, hast du die Auswahl zwischen folgenden Dingen:

- Massiere die Schamlippen von außen nach innen.

- Lass deinen Mittelfinger zwischen die Schamlippen gleiten, während du ihn sanft hin und her bewegst.

- Führe deine Finger sanft in die Vagina ein und taste die Wände ab. Stößt du auf Stellen, bei deren Berührung deine Partnerin besonders heftig reagiert? Das folgende Kapitel wird dir genauer erklären, wo du solche erogenen Zonen findest.

- Ficke deine Partnerin mit den Fingern der einen Hand und stimuliere ihre Klitoris mit der anderen. Für viele Frauen ist das die effektivste Methode, zum Orgasmus gebracht zu werden.

Die Vagina ist allerdings nicht die einzige Stelle im Schoß deiner Partnerin, deren Stimulation sich zum Höhepunkt der Massage besonders anbietet. Eine andere ist der Schamhügel deiner Liebsten, der auch Venushügel genannt wird. Er befindet sich oberhalb der Vagina. Wenn du deinen Handballen darauf legst und ihn mit leichten Drehungen aus dem Handgelenk heraus massierst, könntest du deiner Liebsten ebenfalls so manches wohlige Stöhnen, Seufzen oder Keuchen entlocken. Auch hier solltest du sanft beginnen und erst allmählich immer mehr Druck ausüben.

Außerdem bietet sich jetzt natürlich auch die Stimulation der Klitoris an – vor allem nachdem die Vagina deiner Partnerin feucht geworden ist und damit zeigt, wie sehr die Erregung deiner Liebsten inzwischen angestiegen ist. Was die Klitoris betrifft, solltest du zunächst vor allem wissen, dass dieses Lustorgan über mehr als 8.000 Nervenenden verfügt, also über mehr als doppelt so viele wie ein Penis.

Es dürfte sich damit um eines der empfindlichsten Organe des menschlichen Körpers handeln. Für dich bedeutet, das, dass du deine bisherige Zurückhaltung beibehalten solltest. Beispielsweise kannst du mit den Spitzen deines Zeigefingers und deines Daumens zunächst nur um die Klitoris herumkreisen, wobei du lediglich sanften Druck ausübst.

Achte weiter auf die Reaktionen deiner Liebsten. Drängt sie sich deinen Fingern entgegen oder zeigt sie Anzeichen, dass sie sich nicht besonders wohlfühlt? Manchen Frauen ist es wegen der extremen Empfindlichkeit ihrer Klitoris lieber, wenn dieses Organ nur indirekt beim Eindringen des Penis in die Vagina stimuliert wird. Das direkte Massieren ihrer Klitoris empfinden sie als derart intensiv, dass es für sie fast schmerzhaft wird: Besser ist es dann, mit kreisenden Bewegungen nur sanft die Seiten des Lustknöpfchens zu umspielen. Du kannst auch je einen Finger rechts und einen Finger links neben die Klitoris legen und dann sanft auf -und abtippen wie auf einer Tastatur.

Fühlt sich deine Partnerin allerdings auch bei der Berührung ihrer Klitoris sichtlich wohl, kannst du dich diesem Organ direkter widmen und es entweder ebenfalls antippen oder mit kreisförmigen Fingerbewegungen ganz zärtlich massieren. Behalte einen kontinuierlichen Rhythmus bei und steigere allenfalls leicht den Druck. Wenn du möchtest, kannst du mit den Fingern deiner anderen Hand in der Vagina deiner Partnerin tätig werden und dort die Stellen massieren, auf deren Berührung deine Liebste besonders heftig reagiert.

Kurz vor dem Orgasmus ist die Klitoris oft so überempfindlich, dass sie sich wieder unter ihr schützendes Häubchen zurückzieht. Dann und auch direkt nach dem Orgasmus solltest du die Finger davon lassen, weil Berührungen dann als geradezu schmerzhaft wahrgenommen werden können.

In einer Studie zeigte sich, dass 40 Prozent aller Frauen zum Orgasmus gelangten, wenn man ihre Klitoris zwischen einer und zehn Minuten reizte. Volle 90 Prozent konnten ihren Höhepunkt erreichen, wenn man diese Zeitspanne auf zwanzig Minuten ausweitete. Aber auch hier ist keine Frau wie die andere. Manche verfügen über mehr Nervenenden an den inneren Schamlippen als an der Klitoris, bei manchen konzentrieren sich diese Nerven auf einen bestimmten Punkt, bei anderen sind sie großflächig verteilt. Selbst wenn du also schon mit einigen Frauen Erfahrungen gesammelt hat, musst du bei einer neuen Partnerin von Neuem herausfinden, was sie erregt.

### *Welche Zonen des Körpers reagieren auf Berührungen besonders heftig?*

Wenn du deinen Partner durch deine Berührungen besonders heißmachen möchtest, ist es hilfreich zu wissen, welche Stellen des menschlichen Körpers als sogenannte »erogene Zonen« gelten, weil sie auf solche Reize besonders stark reagieren.

Dabei gibt es keine Landkarte, die für alle Menschen gleichermaßen gilt. Der Verlauf erogener Zonen ist individuell verschieden. Das beste Beispiel dafür ist der weibliche G-Punkt: Noch Anfang 2010 gerieten sich Sexualforscher verschiedener Länder darüber in die Haare, ob es diese magische Stelle überhaupt gibt (englische Wissenschaftler sagten Nein, französische Ja). Durchgesetzt haben sich vorläufig die »Verteidiger« des G-Punktes – aber dass es überhaupt zu diesem Streit kommen konnte, zeigt, dass eine Berührung dieser Stelle nicht jede Frau automatisch beglückt aufjauchzen lässt. So manche Frau weiß bis heute nicht, was der ganze Zirkus überhaupt soll.

Wo genau soll der G-Punkt nun liegen? Dieses Nervengeflecht befindet sich an der Bauchseite über dem Eingang der Vagina. Du kannst ihn stimulieren, indem du deinen Zeigefinger in die Scheide deiner Partnerin einführst – mit der Handfläche nach oben – und ihn dann krümmst, als würdest du eine heranlockende Geste machen. Die etwas rauere, leicht schwammartige Stelle, die du jetzt ertastest, ist der sagenumwobene G-Punkt.

Es kann sein, dass du ihn nicht beim ersten Versuch findest. Manchmal liegt er nicht direkt in der Mitte, sondern ein Stückchen nach links oder rechts versetzt. Insofern ist es hilfreich, mehr als nur einen Finger einzuführen.

Ein weiterer Fehler, den du hier begehen kannst, ist der Versuch, den G-Punkt zu ertasten, während deine Partnerin noch gar nicht in Stimmung ist. Du machst dir die Suche leichter, wenn du sie erst aufnimmst, wenn deine Partnerin erregt ist, denn dann schwillt die Stelle, um die es geht, ein wenig an.

Falls du noch immer Probleme hast: Es gibt Vibratoren, die darauf angelegt sind, speziell den G-Punkt zu stimulieren. Diese Sex-Toys könnten dir bei der Orientierung helfen.

Nun ist der G-Punkt zwar die bekannteste, aber nicht die einzige sensible Stelle, deren Berührung besondere Lust hervorrufen kann. Es gibt mehrere weitere solcher Regionen, wobei sie sich überwiegend an Frauenkörpern finden:

- Beim PS-Punkt (der verwirrenderweise auch als O-Punkt bezeichnet wird) handelt es sich um eine Stelle schwammartigen Gewebes, das sich an der hinteren Vaginalwand befindet, direkt gegenüber dem G-Punkt. Du müsstest also ein für den G-Punkt konstruiertes Sex-Spielzeug entsprechend umdrehen, um ihn zu erwischen. Der Sexualpädagogin Ashley Manta zufolge fühlt sich die Stelle an wie dein Gaumen direkt hinter den Schneidezähnen, wenn du ihn mit deiner Zunge ertastest. Wenn der PS-Punkt stimuliert wird, schwillt er ebenso an wie die Klitoris und der Penis. Du kannst diese Stelle wie den G-Punkt vom Inneren der Vagina her reizen, aber häufig funktioniert das auch von außen, also vom Damm aus. Wie beim G-Punkt reagieren auch hier verschiedene Frauen unterschiedlich: Die einen spüren nichts Besonderes, andere gelangen durch eine Stimulation dieser Zone beim Sex zu einem schnelleren, stärkeren oder längeren Orgasmus. Manchen Frauen genügt sogar die Reizung dieser Zone allein, um zu kommen.

- Der U-Punkt ist ein kleiner Flecken hochsensiblen Schwellgewebes genau über der Harnröhrenöffnung und damit unterhalb der Klitoris. Eben weil diese Zone so sensibel ist, solltest du hier nur geringen Druck einsetzen. Die Dehnung dieses Gewebes setzt angeblich Glückshormone wie Serotonin frei.

- Beim A-Punkt handelt es sich um einen Bereich empfindlichen Gewebes genau über dem Gebärmutterhals am Scheidendach, also am innersten Punkt der Vagina, zwischen Gebärmutterhals und Blase. Diese Region reagiert auf eine Kombination von Druck und Bewegung, weshalb du deinen Finger dort am besten wie einen Scheibenwischer bewegst. Die Stimulation dieser Stelle soll das Feuchtwerden der Vagina fördern, ein Anschwellen der Genitalien bewirken und unglaubliche orgastische Gefühle hervorrufen. Die Forscher halten es für möglich, dass man hierbei indirekt den hinteren Teil der Klitoris von innen reizt. Im Gegensatz zur Klitoris ist der A-Punkt nach dem Höhepunkt aber nicht superempfindlich. Die Folge: Von 270 Frauen, die hier in einer Untersuchung gekitzelt wurden, konnte ein Drittel multiple Orgasmen erleben.

- Der K-Punkt schließlich ist schlicht die Region über der Hinternspalte deines Partners. Hier laufen viele Nervenenden zusammen, die mit den Genitalien verbunden sind. Auch wenn du die Region um das Po-Loch deines Partners massierst, dürfte das seiner Lust dienlich sein, denn auch diese Stelle ist reich an Nervenenden. Wenn dein Partner weiblich ist, solltest du aber darauf verzichten, erst die genannte Stelle und dann die Vagina zu massieren, weil dabei Bakterien übertragen werden können, die Krankheiten auslösen. Praktisch für dich als Masseur ist, dass diese Stelle am besten von außen stimuliert wird. Außerdem ist das endlich mal eine erogene Zone, die auch Männer haben.

- Was Männer angeht, hat man ansonsten einzig die Prostata als Region ausgemacht, deren Berührung zu orgasmischen Gefühlen führen kann.

Natürlich haben auch Männer Zonen, die besonders stark auf Berührungen reagieren. In diesem Ratgeber wurden sie auch immer wieder genannt: etwa die Kopfhaut, die Innenseite der Oberschenkel, die Innenseite der Handgelenke und die Füße.

Darüber hinaus kann man bei beiden Geschlechtern:

- die Ohrläppchen,
- den Nacken,
- die Achselhöhlen,
- die Innenseite des Ellbogens,
- den Bereich unterhalb des Nabels,
- den Damm (Bereich zwischen Hodensack bzw. Scheide und Hintern)
- die Falte, wo der Oberschenkel in den Hintern übergeht, und
- die Stelle hinter den Knien

hinzuzählen.

Dass die Lippen, die Brustwarzen und die Geschlechtsorgane zu den erogenen Zonen von Frau und Mann zählen, ist ohnehin klar. Die meisten dieser Stellen sind berührungsempfindlich, weil dort entweder viele Nerven zusammenführen oder weil sie in einem Bereich liegen, der vor Kontakten mit der Außenwelt etwas geschützter liegt. Ihre Berührung mag bei Männern nicht wie die verschiedenen mit Buchstaben gekennzeichneten Punkte der Frauen direkt zum Orgasmus führen. Aber du kannst die Erregung deines Partners in jedem Fall stark ansteigen lassen, wenn du sie dort massierst, küsst, mit der Zunge darüberleckst oder sie anderweitig stimulierst. Wenn du deinen Partner dann zum Höhepunkt bringst, dürfte dieser Orgasmus deutlich intensiver sein.

### *Was könnt ihr außer Sex nach einer Massage treiben?*

Natürlich muss eine Massage nicht zwangsläufig in Sex münden. Sie hat ihren eigenen Wert als sinnlicher Genuss, auch wenn sie nicht von einem Orgasmus gekrönt wird. Womöglich kann dein Partner sich auch noch mehr entspannen, wenn er weiß, dass er sich danach seiner Schläfrigkeit überlassen darf und nicht für weitergehende erotische Vergnügungen bereit sein muss. Vielleicht würde er sich aber freuen, wenn du ihn mit deiner Hand oder deinem Mund ganz uneigennützig noch zu einem Orgasmus bringst, ohne zu erwarten, dass er bei dir dasselbe tut. Um deinen eigenen Orgasmus kannst du dich kümmern, indem du in der Nähe deines dösenden Partners selbst bei dir Hand anlegst.

Wichtig ist, dass du nicht gekränkt reagierst, wenn dein Partner sanft einschlummert, statt sich sofort bei dir zu revanchieren – sei es durch Sex oder indem ihr jetzt die Positionen tauscht und er sich um deine Massage kümmert. Im Gegenteil: Das Einschlummern deines Partners ist ein Riesenkompliment an dich und deine Fingerfertigkeit und so solltest du es auch sehen. Deine eigene Massage kann an einem anderen Tag erfolgen. Dann darfst du den Luxus genießen, dich dadurch ins Reich seliger Träume führen zu lassen. In diesem Zustand dürftest du schnell selbst feststellen, wie gering deine Lust gerade ist, deinen Partner auf dieselbe Weise zu verwöhnen.

In jedem Fall wäre es ein Verlust, wenn ihr sofort nach der Massage wieder in euren Alltag zurückkehrt. Durch dessen zahlreiche Ablenkungen verliert sich die so hingebungsvoll von dir erzielte Entspannung schnell. Sehr viel angenehmer dürfte es für euch beide sein, wenn ihr euch jetzt nebeneinander in eine flauschige Decke kuschelt, euch zuvor bereitgelegte Schokolade oder andere Snacks schnappt und einfach ein wenig miteinander plaudert, träumt oder schmust.

### *Wie massierst du mit mehr Ausdauer?*

Eine der wohl häufigsten Klagen, was das Massieren angeht, bezieht sich darauf, dass die Ausdauer dabei zu schnell nachlässt. Die massierte Person kommt mitunter gerade erst in Stimmung und könnte sich das gern noch zwanzig oder auch vierzig Minuten so gefallen lassen, wenn die Massage bereits abbricht. Das kann ein ähnlich unbefriedigendes Gefühl hinterlassen wie ein vorzeitiger Samenerguss beim Sex. Für den Masseur allerdings ist die Situation noch unangenehmer: Er würde ja gern damit weitermachen, seinen Partner zu verwöhnen, aber ihm tun allmählich die Hände weh und er hat immer weniger Kraft. Wenn er sich zwingen würde weiterzukneten, wäre das für ihn weniger lustvoll als selbstquälerisch. Er würde sich verspannen und dieses Unwohlsein würde sich auf seinen Partner übertragen.

Wie kannst du vermeiden, in so eine Situation zu kommen?

Zunächst einmal solltest du während der Massage überprüfen, ob sie die ganze Zeit über auch angenehm für dich selbst ist. Sobald du merkst, dass du dich zu verspannen beginnst, läuft etwas falsch. Vor allem deine Schultern sollten beim Massieren durchgehend entspannt und locker sein.

Ein weiterer Fehler, den viele Anfänger begehen, besteht darin, dass sie mit dem angestrengten Einsatz der Muskeln ihrer Daumen und Finger massieren. In diesem Fall braucht man sich nicht zu wundern, wenn die Kraft schon nach ein paar Minuten nachlässt. Vernünftiger ist es, wenn du dein Körpergewicht einsetzt, um den gewünschten Druck zu erzeugen. Tu das aber nicht mit deinem *gesamten* Körpergewicht. Vor allem, wenn du ein Schwergewicht bist und dein Partner eher zerbrechlich sein sollte, wäre es unglücklich, ihn mit deiner vollen Masse zu belasten. Zwar dürfte sich dein Partner schon melden, sobald das für ihn unangenehm wird, aber diese Unannehmlichkeit kannst du ihm auch ersparen. Ein Teil deines Gewichts reicht zum Erzeugen des benötigten Drucks aus.

Darüber hinaus gibt es eine weitere einfache Methode, um die Ermüdung bestimmter Muskeln zu vermeiden: Abwechslung. Du erinnerst dich vermutlich an das Kapitel, in dem ich dir die verschiedenen Massagegriffe und -techniken vorgestellt habe. Dazu habe ich angemerkt, dass du dir nicht den Stress machen solltest, möglichst viele davon bei einer einzigen Massage anzuwenden. Das stimmt natürlich. Der Vorteil dabei, wenn du ein breiteres Repertoire einsetzt und den Körper deines Partners auch mal mit deinen Knöcheln oder Handkanten bearbeitest, besteht aber darin, dass du einer einseitigen Belastung entgehst. Knetest du deinen Partner hingegen auch nur zehn Minuten lang ausschließlich mit deinen Daumen durch, tun sie dir bald weh und deine Kraft lässt nach.

## *Wie verhältst du dich, wenn du selbst massiert wirst?*

Möglicherweise wundert es dich, dass du zum Abschluss dieses Ratgebers ein Kapitel zu dieser Frage findest. Ist es nicht die Aufgabe des Masseurs, dafür zu sorgen, dass diese Prozedur so lustvoll wie möglich wird, während der Massierte einfach nur daliegen muss? Ja, zum größten Teil ist das so. Aber einige Tipps können trotzdem hilfreich sein, damit sowohl du als auch dein Partner so viel wie möglich von diesem Vergnügen hat.

- Für deinen Masseur wird die Sache womöglich viel angenehmer, wenn du kurz vorher geduscht hast. Kommt eine Fußmassage auf dich zu, wäre es nett, wenn du dir vorher die Nägel schneidest und die Füße wäschst – insbesondere wenn sie den ganzen Tag über in engen Schuhen gesteckt haben. Die Fußmassage kommt überraschend? Dann schlag ruhig vor, ein Fußbad als Vorspiel für die Massage stattfinden zu lassen.

- Du kannst deinem Partner bei der Massage ein bisschen helfen, indem du deine Muskeln mehr und mehr zu entspannen versuchst.

- Richte deine Gedanken auf die angenehmen Empfindungen, die in dir ausgelöst werden, und verbanne negative Gedanken aus deinem Kopf. Hierfür kannst du dieselben Techniken einsetzen, zu denen ich dir in diesem Buch schon geraten habe, falls du die Rolle des Masseurs einnimmst.

- Darüber hinaus solltest du vor allem Gedanken im Zusammenhang mit persönlichen

Unsicherheiten schleunigst beiseiteschieben. Selbstzweifel wie »Findet sie mich auch attraktiv?« oder »Sieht er nicht, wie viel ich zugenommen habe, wenn ich vor ihm liege wie ein gestrandeter Wal?« ruinieren ein Erlebnis, in das dein Partner viel Mühe investiert – was er nicht täte, wenn er dich nicht so mögen würde, wie du bist.

- Wenn du dich mit deiner Nacktheit unbehaglich fühlst – sei es, dass es trotz Heizung zu kühl ist, sei es, dass du deine Intimzonen lieber vor den Blicken deines Partners schützen würdest – zögere nicht, ihn zu bitten, die Stelle zu bedecken, die er gerade nicht massiert.

- Wenn dein Partner etwas »falsch macht«, dir also unangenehme Empfindungen bereitet, solltest du das natürlich zurückmelden. Es ist nicht Sinn der Sache, dass du stumm daliegst und leidest, während dein Partner glaubt, alles richtig zu machen. Nett wäre es aber, wenn du bei deinen Reaktionen einen nörgelnden oder mauligen Tonfall unterdrückst.

- Kannst du deine Worte mit einem Lob verbinden oder deinen Partner einfach ermuntern, mehr von dem zu tun, was er zumindest ansatzweise richtig gemacht hat – nur vielleicht etwas fester, sanfter oder langsamer? Für Letzteres müsstest du allerdings erst einmal nachspüren, welche Berührungen du am angenehmsten findest.

- Wenn du dich unter den Händen deines Partners wohlfühlst, dann sag ihm das auch. Dadurch gibst du ihm mehr Sicherheit. Je genauer dein Partner weiß, was dir guttut, desto gezielter kann er dir das geben.

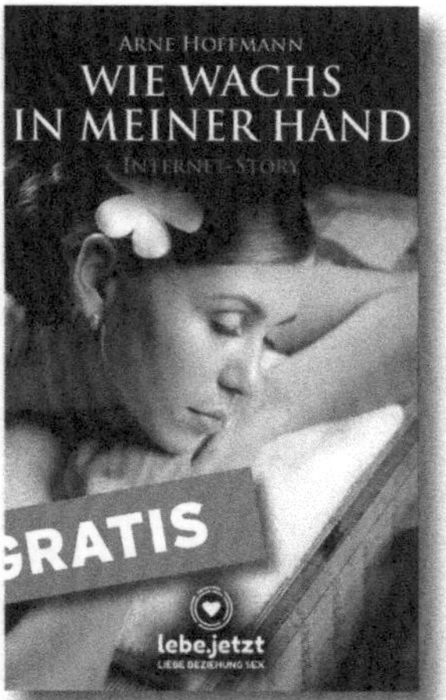


# LESEPROBE:

## ARNE HOFFMANN
## WIE WACHS IN MEINER HAND

»Um ehrlich zu sein«, sagte ich, »interessiere ich mich nur für Frauen, die mindestens zehn bis fünfzehn Jahre jünger sind als ich.«

Melanie hob überrascht die Brauen. »Ist das dein Ernst?« Ihre Stimme verriet, dass sie sich nicht sicher war, ob ich sie nur hochnehmen wollte.

Aber in diesem Moment lag mir das fern. »Ja, klar«, erwiderte ich und nickte zur Bekräftigung. »Was ist daran so merkwürdig? Jüngere Frauen sind einfach viel attraktiver.«

Marc, der rechtwinklig zu Melanie und mir saß, grinste und sparte sich jeden Kommentar. Er kannte meine Einstellung und hielt sie für illusorisch, hatte aber gelernt, dass es wenig Sinn hatte, mit mir darüber zu diskutieren.

Wir saßen im Untergeschoss des Night Light, einem der besseren Bistros der Stadt. Oben im Erdgeschoss hatten wir für unsere Gruppe keinen Platz mehr gefunden: Ursprünglich waren wir mehr als ein Dutzend gewesen, jetzt waren nur noch Melanie, Marc und ich übrig. Wir saßen da und und philosophierten über Frauen und Männer und Beziehungen.

Ich sah in Melanies Augen das leichte Amüsement aufblitzen, das sie in diesem Moment empfand. Sie schien mich mit meiner Aussage nicht ganz für voll zu nehmen. Das wiederum konnte ich kaum nachvollziehen. War es nicht selbstverständlich, dass man lieber eine jüngere und hübschere Frau an seiner Seite haben wollte?

Vielleicht fühlte sich Melanie aber auch provoziert, weil sie selbst fast fünfzehn Jahre jünger war als ich und darüber hinaus wirklich heiß aussah. Schon in ihrer Altersklasse hatte sie zwischen den unterschiedlichsten reizvollen Männern die Wahl. Warum also sollte sie sich mit jemandem einlassen, der um einiges älter war als sie?

Genau das schien ein interessanter Punkt für sie zu sein. »Und was hast du einer so viel jüngeren Frau zu bieten?«, wollte sie wissen. Ein leichtes

Lächeln lag auf ihren Lippen. Wenn sie sich durch meine Bemerkung provoziert gefühlt hatte, dann provozierte sie mich mit dieser Frage zurück.

Ich zuckte mit den Schultern und versuchte, Melanies Neugierde an mir abprallen zu lassen. »Partnerschaften zwischen Menschen unterschiedlichen Alters sind nicht unglücklicher als Beziehungen, bei denen beide gleich alt sind«, erklärte ich. »Und in den Medien liest man von immer mehr Promis, bei denen der Altersunterschied wirklich groß ist.«

Melanie schnaubte. »Ja. Das sind Filmstars. Reiche, berühmte Männer, die sich mit jungen Frauen schmücken. Das ist ein gegenseitiges Arrangement. Aber du bist weder reich noch berühmt. Deshalb frage ich ja: Was hast du einer jüngeren Frau zu bieten?«

Sie wusste, dass sie richtig lag. Mit meinem Verdienst kam ich gerade mal selbst über die Runden und ich hatte auch keinen Status irgendeiner Art vorzuweisen, der mich über andere Männer hinaushob. Ich überlegte einen Moment lang, was ich erwidern sollte, und drehte dabei die inzwischen leere Wasserflasche, die vor mir auf dem Tisch stand, im Kreis.

Marcs Grinsen war breiter geworden. Wie er

mich kannte, war ich normalerweise bei Wortduellen selten um eine Antwort verlegen. Insofern genoss er es augenscheinlich direkt ein wenig, wie Melanie mich in die Bredouille brachte.

»Ich gebe zu, dass diese Frage ein bisschen gemein ist«, räumte Melanie großzügig ein, wartete aber immer noch gespannt darauf, ob mir nicht etwas Passendes einfiel. Auch sie hatte ich immer wieder mal mit einem Geistesblitz überrascht – mit ein Grund, weshalb ich ihr wohl gar nicht so unsympathisch war. Erhoffte sie sich vielleicht eine Antwort, die ihr einen Grund gäbe, sich mit mir einzulassen? Oder machte ich mir etwas vor und sie hatte lediglich Freude daran, mich in die Enge getrieben zu haben?

Jedenfalls gingen mir in diesem Moment sowohl sie als auch Marc mit seinem Grinsen immer mehr auf die Nerven, weshalb ich mein Gehirn noch angestrengter nach einer passenden Erwiderung durchforstete. Dabei schälte sich ganz allmählich eine Idee heraus, von der ich noch nicht wusste, ob ich wagen sollte, sie in die Tat umzusetzen. Es wäre eine deutliche Ansage und ich müsste dann auch bereit sein, die Nummer durchzuziehen.

Ich betrachtete Melanie. Sie erschien mir in diesem Moment noch anziehender als zuvor. Gleichzeitig fühlte ich mich von der Art, wie sie mir auf den Zahn fühlte, derart angespornt, dass ich mich entschloss, ihr die Antwort zu geben, die mir passend erschien. Wenn sie mich unbedingt provozieren wollte, dann war ihr das geglückt.

Also schenkte ich ihr mein freundlichstes Lächeln. Dann erhob ich mich und trat um den Tisch herum auf sie zu. Melanie war sichtlich überrascht und wich reflexartig ein Stück zurück.

»Das kann ich dir gern zeigen«, bot ich ihr an.

»Wie bitte?«, fragte Melanie, halb irritiert und halb belustigt. Ein kurzer Seitenblick auf Marc ließ mich in seinem Gesicht die Frage lesen: Was um alles in der Welt hat er jetzt wieder vor?

»Ich kann dir zeigen, was ich dir anzubieten habe«, erklärte ich so selbstbewusst, wie es nur ging. »Aber natürlich nicht hier mitten im Bistro und während Marc danebenhockt. Wir müssen dafür schon einen anderen Platz finden. Du wohnst doch hier in der Ecke?«

Für einen Moment sah mich Melanie entgeistert an. »Das ist nicht dein Ernst?«, stieß sie hervor.

»Aber sicher. Bis zu meiner Wohnung brauchen wir mindestens eine halbe Stunde.« ...

GRATIS

Um diese heiße Story (16 Seiten) von Arne Hoffmann weiter zu lesen, füllen Sie einfach die beiliegende Postkarte aus oder geben Sie folgenden Code

**»AH4TBOFZM«**

im Internet auf www.lebe.jetzt ein.

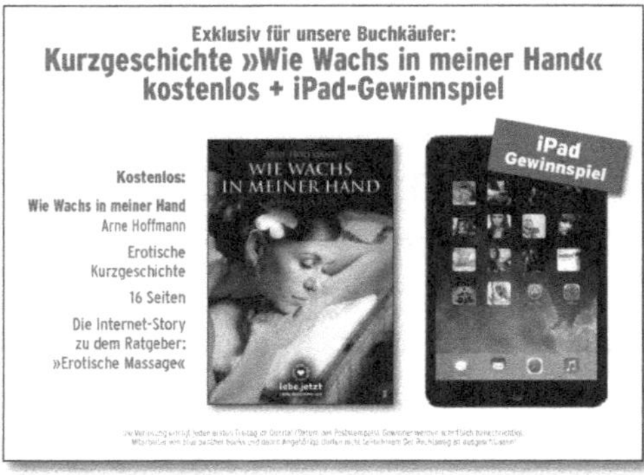

# Erotische Geschichten von www.blue-panther-books.de:

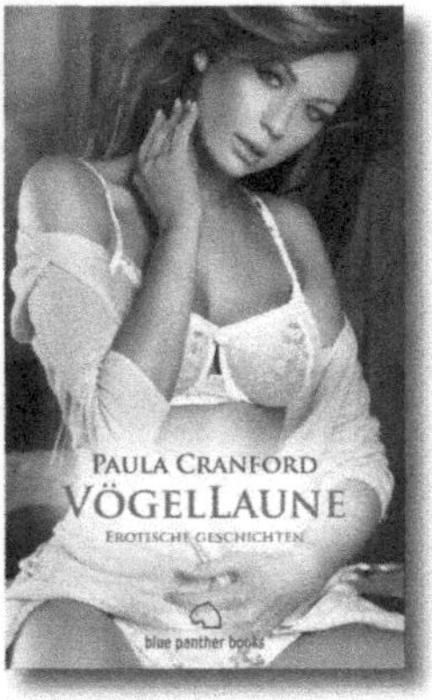


LESEPROBE:

PAULA CRANFORD

## VÖGELLAUNE

… Einer der Einbrecher trat einen Schritt zurück, um sie besser betrachten zu können. Dann nickte er zufrieden und sagte: »Sehr gut!« Unsanft stieß er sie zurück aufs Bett, drehte sie sofort auf den Bauch und presste ihr Gesicht in das Kissen.

Mit klopfendem Herzen hörte Jennifer, wie eine Schublade aufgezogen wurde. Würden sie DAS auch finden? Für einen Moment lang war es ganz still, dann nahm sie ein leichtes metallenes Klicken wahr. Ja, sie hatten ES gefunden und ihre Handgelenke glitten ganz einfach dort hinein: in die eisernen Fesseln. Ihre Fußgelenke ließen sich ohne zu zögern einfangen und ein paar Augenblicke später waren ihre Arme und Beine gespreizt und an das kalte Bettgestell gefesselt.

Handschuhhände hoben ihre Hüfte an. Mit jedem Finger einzeln strich jemand um die Knöpfe des Latexunterteils und riss es mit einem Ruck auf. Als Jennifer den leichten Windzug zwischen ihren Schenkeln spürte, schaltete ihr Körper um: von Angst auf Lust – und sie konnte nichts dagegen tun ... Auch nicht gegen die wohligen Schauer, die durch ihren Körper liefen und eine befriedigende Mischung aus Furcht und Geilheit bildeten.

Jennifer rüttelte ein wenig an den Fesseln, aber kaum mehr an Bewegung war noch möglich. Sie war gefangen und dem fremdem Willen der Männer völlig ausgeliefert.

Die Einbrecher zogen die Handschuhe nicht aus, bevor sie ihr Opfer berührten. Es schien, als wollten sie Jennifer nicht direkt anfassen. Keine Haut-zu-Haut-Berührung zulassen, oder sie taten es aus dem Grund, um keinerlei Fingerabdrücke zu hinterlassen.

Die ledernen Finger pressten sich in den offenen Schlitz ihres Dessous, schoben sich weiter bis in ihre Möse rein. Überall fühlte sie Finger, die sie aufbrachen, einen klaffenden Spalt daraus machten, der wie eine fleischfressende Pflanze darauf wartete, die lohnende Beute mit unwiderstehlicher Nässe anzulocken und zu verspeisen. Mit Daumen und Zeigefinger rieben sie ihre Schamlippen so lange hart, bis überschäumende Nässe aus der Tiefe ihres Unterleibes hervorschoss. Eine Hand öffnete ihren Hintern, strich hart und unnachgiebig um ihren Anus herum. Und es dauerte nicht lange, bis auch der besiegt war.

Jennifer presste ihr glühendes Gesicht in das Kissen. Sie schämte sich dafür, dass ihr diese Typen solche Lust bereiten konnten. Typen, die eigentlich nur gekommen waren, um ihren Schmuck zu stehlen.

Soweit es ihr in der engen Fesselung möglich war, schob sie ihren Unterleib heraus, hoffte, lederne Finger würden auch nach ihrem Kitzler greifen.

Tatsächlich klammerten sich auf einmal zwei oder drei Finger um ihren Kitzler, zogen daran, in kleinen sanften Zügen, und erzeugten in ihr rasant anschwellende Erregung. Aus dem noch zurückhaltenden Wimmern wurde ein sehnsüchtiges Seufzen, das bald in wollüstiges Stöhnen umschlug. Sie hörte Lachen zwischen ihren Lauten und wusste, sie erniedrigte sich vollkommen vor den fremden Männern. Sie gab sich gerade vollständig preis. Ihr Kitzler fing an zu schmerzen und unter dem stetigen Druck der Finger konnte sie ihre Nässe fühlen, die sich aus ihrem Unterleib löste. Dieser Orgasmus würde berauschend sein, sie konnte ihn kaum noch erwarten.

Doch bevor sie sich gehen lassen durfte, hörten die Finger ganz plötzlich auf, sie zu berühren.

»Was willst du von uns, du kleine Schlampe?« Die Stimme vibrierte verheißungsvoll und unheilvoll. »Sag schon, was sollen wir jetzt mit dir machen?«

Jennifer brauchte ein bisschen Zeit, aber dann waren ihre Worte unmissverständlich und sie flüsterte beschämt, was sie sich wünschte.

»Wir sollen was mit dir machen? Geht das auch ein bisschen lauter?«

Sie musste es noch zwei Mal wiederholen, bis die Männer sich entschieden, es zu verstehen. Sie ließen Jennifer in dem Glauben, sie müssten darüber nachdenken, was sie von ihnen wollte, bis endlich einer seinen Kopf zwischen ihre Schenkel steckte und anfing, worum sie förmlich gebettelt hatte. Als die männlichen Lippen auf ihre Haut trafen, krümmte Jennifer sich zusammen. Eine männliche Zunge schraubte sich in sie und vergaß dabei nicht, an ihrem pulsierenden Kitzler zu lutschen. Jennifer schämte sich kein bisschen für ihre Lust, sie konnte auch nicht mehr denken, war wie berauscht. Ihre Sinne wären am liebsten übergeschnappt. Die Fesseln verhinderten, dass sich ihr Körper losreißen konnte. Und da Jennifer kein Ventil für ihre Geilheit hatte, biss sie stöhnend und schreiend in das Kissen, während die Zunge sie bearbeitete.

Jennifer fühlte Zungen und Lippen, überall da, wo sie am geilsten war. Sie bäumte sich auf, den Lippen und Zungen entgegen, um bloß nichts zu verpassen. Die obszönen Leck- und Lutschgeräusche vermischten sich mit ihrem gurgelnden Keuchen und Stöhnen. Hautstück für Hautstück schoben sich lederumhüllte Finger zwischen ihre Pobacken, zogen die beiden festen Hälften energisch auseinander und schoben sich vorwärts. Die obszönen Geräusche hörten nicht auf, sondern verstärkten sich noch. Jennifers Orgasmen schossen wie kleine sprudelnde Fontänen aus der Tiefe ihres Unterleibes hervor, spritzten höher und höher. Ihre Gier konnte nicht mehr größer geleckt werden. Als Nässe nur so aus ihrem Körper lief, schob sich ein Schwanz von hinten langsam über ihre gespreizten Schenkel nach oben. Wie im Zeitlupentempo fühlte sie das jetzt. Die schabenden Laute des harten Schwanzes auf ihrer heißen Haut fügten sich in die restlichen Geräusche ein und trugen ihren Teil dazu bei, sie in einen orgiastischen Rausch zu versetzen.

Es war nicht nur diese unrealistische Situation, in der sie sich befand, es waren die männlichen Einbrecher, die so genial befriedigten. Hinzu kam diese Machtlosigkeit, sich nicht wehren zu können. Das Ausgeliefertsein an Fremde, die nachts unerlaubt in ihr Schlafzimmer eingedrungen waren, die Masken und Handschuhe trugen, und sich nahmen, was sie wollten.

Jennifer konnte nichts dagegen tun. Sie war ihren Trieben ausgeliefert.

Der erste Stoß tat weh. Sie zuckte zusammen. Sie war offen genug, nass genug und trotzdem rieb sich dieses Geschlechtsteil schmerzhaft an den Innenwänden ihrer Möse. Es war nicht nur lang, sondern auch groß. Sie versuchte, tief ein- und auszuatmen, zu entspannen, aber es dauerte einige Stöße lang, bis es nicht mehr so sehr wehtat. Als sie diesen schmalen Grad von Schmerz zu Lust überwunden hatte, brach etwas in ihrem Unterleib auf und produzierte auf einmal sprudelnde Freude.

Während sie kraftvoll und ausdauernd gevögelt wurde, beugte der eine Mann sich ganz weit über sie und biss ihr in den ungeschützten Nacken. Gerade, als sie sich auf den ansteigenden Höhepunkt einlassen wollte, zog sich der Stimulator aus ihr heraus, um heftig und geräuschvoll auf ihren Hintern zu spritzen. Noch bevor sie darüber enttäuscht sein konnte, stieß sich das andere Glied in sie, und dieses Mal gab es eine Steigerung zu dem Mal davor.

Jennifers Körper wurde unter der Kraft der Bewegungen in ihrem Unterleib hochgestoßen. Hitzewellen schossen kreuz und quer durch ihren Körper. Sie schaffte es, sich trotz seines Körpergewichts und der Fesseln hochzustemmen. Nicht, um ihn abzuschütteln, sondern weil sie sich bewegen musste. Wie konnte sie ruhig unter einem solch massiven Beschuss Geilheit bleiben? Seine Arme griffen nach ihren und drückten sie wieder zurück. Er war stark. Sie hatte keine Chance und musste liegen bleiben, ihre Ekstase unbeweglich aushalten.

Jennifer beschimpfte beide Männer. Doch sie hörte nur Lachen als Antwort darauf. Sie bat um ein bisschen mehr Gnade, aber als die Stöße weniger wurden und schließlich komplett aufhörten, da flehte sie darum, weitergefickt zu werden.

Obwohl sie die Kraft dieser Stöße nun kannte, war sie nicht auf die Wucht vorbereitet, mit der einer der Männer sie jetzt bearbeitete. Mit welcher Rücksichtslosigkeit er sie zum Abschluss noch einmal nahm. Am liebsten hätte sie sich die Fesseln runtergerissen und dem Spiel ein Ende gesetzt. Aber nur ihr Kopf dachte so und schrie NEIN, ihr Körper dagegen schrie JA! Ihr Körper gewann. Und so biss sie die Zähne zusammen, hoffte, dieser letzte Schmerz würde sich auch in Lust verwandeln. Das tat er. Und sie fühlte, wie sie plötzlich innerlich lichterloh brannte, die Lust in ihrem Körper aufstieg und aus ihr herausbrach. Sie schrie ihre Ekstase ins Kissen, verkrallte sich in den Fesseln. Ihr Körper zuckte und wand sich.

Während sie ihrem Orgasmus ausgeliefert war, fing sein Glied tief in ihr an zu vibrieren und augenblicklich zog er sich aus ihr heraus. Mit einem heftigen Ruck und einem triumphierenden Schrei presste er sich auf sie. Sie konnte hören, riechen und fühlen, wie er auf dem Höhepunkt aller Lust angekommen war und sich auf ihr verspritzte.

Ihr Körper fühlte sich leicht an, als er sich erhob. Jetzt konnte sie endlich entspannen und genießen.

Die Männer verloren keine Zeit. Jennifer lauschte ihren Bewegungen. Sie bekam Angst, die Einbrecher würden sie nicht losbinden, vergessen, die Fesseln zu öffnen – vielleicht sogar absichtlich. Doch in Sekundenschnelle war sie erlöst von den harten Griffen. Jennifer wagte es, den Kopf zur Seite zu drehen. Die Augen der Männer waren weit geöffnet. Die dunklen Pupillen riesig hinter den Schlitzen der Masken.

Sie robbte zum Kopfteil ihres Bettes, rieb sich die brennenden Handgelenke und presste ihre wunden

Schenkel zusammen. Die Männer sahen sie an. Unschlüssig. Sie zögerten wegen irgendetwas. Dann zog der eine den Beutel mit ihrem Schmuck aus der Hosentasche und warf ihn auf ihren schweißbedeckten Bauch. Sie zuckte zusammen.

»Vergiss nicht, die Terrassentür hinter uns zu schließen. Nicht, dass noch Einbrecher kommen ...«

Das dröhnende Lachen klang ihr noch in den Ohren, als die Männer schon längst verschwunden waren.

***

Als Jennifer am nächsten Morgen erwachte, fühlte sie sich wunderbar entspannt, auch wenn sie nicht viel geschlafen hatte.

Im Frühstücksradio wurden die neusten Nachrichten zum Fall der vermummten Einbrecher gebracht. Sie waren in der vergangenen Nacht noch geschnappt worden, frühmorgens am anderen Ende der Stadt, als sie in eine leer stehende Villa einsteigen wollten.

Jennifer lächelte melancholisch. Schade, sie hätte die beiden lieber persönlich kennengelernt, als nur von ihnen zu träumen. Sie streckte sich ausgiebig und stand dann auf.

Auf ihrem Boden vor dem Bett lag ein schwarzer Handschuh ...

## *Verwendete Literatur*


- Bailey, Nicole: Pure Erotic Massage. Duncan Baird 2007
- Capellini, Steve: Massage for Dummies. For Dummies 2010
- Cremer, Yella: Lingam-Massage Kurzanleitung. LoveBase Media 2015
- Widdowson, Rosalind: Erotic Massage. Hamlyn 2007
- Hodgson, Helen: The Complete Idiot's Guide to Sensual Massage. Alpha Books 2003
- Hodgson, Helen: Couple's Massage Handbook. Hodgson 2016
- Hoffmann, Arne: 50 einfache Dinge, die Männer über Sex wissen sollten. Westend 2011
- Hoffmann, Arne: Romantischer Sex. Passion Publishing 2010
- Hooper, Anne: Erotic Massage. Dorling Kindersley 2005
- Horan, Peggy Morrison: Connecting Through Touch. New Harbinger 2008
- Inkeles, Gordon: The Art of Sensual Massage. Arcata Arts 2006
- Inkeles, Gordon: The New Sensual Massage. Arcata Arts 2006
- Inkeles, Gordon: Sensual Massage for Couples. Arcata Arts 2001
- Mumford, Susan: Sensual Massage. Sterling 1994
- Patterson, Sylvia: Erotic Massage for Couples. Skyhorse 2015
- Rei, Kavida: Ultimate Erotic Massage. DK Adult 2009
- Salnicki, Marcus: The Art of Sensual Massage. Sterling 2004
- Unseld-Baumanns, Christine: Erotic Partner Massage. Sterling 1990
- van Amstel, Jan: Sex-Knigge für Frauen. Knaur 2004
- Wittheck, Mila: Scheide streicheln. So verwöhnen Sie die Vagina Ihrer Liebsten richtig! Online seit dem 20.12.2017 unter https://www.menshealth.de/artikel/so-verwoehnen-sie-ihre-vagina.497588.html; zuletzt abgerufen am 26. September 2018.
- Yorke, Andrew: The New Art of Erotic Massage. Cassell 2007